好心好人生

——冠心病防治

戴瑞鸿　主编

上海交通大学出版社

内容提要

本书围绕麝香保心丸在冠心病临床防治中的具体应用,阐明了麝香保心丸对冠心病患者具有扩张冠状动脉、保护心血管内皮、减少心肌梗死面积、抑制心室重构、改善心功能、促进治疗性血管新生等作用。

本书文字流畅,通俗易懂,可供广大冠心病患者阅读。

图书在版编目(CIP)数据

好心好人生:冠心病防治/戴瑞鸿主编. —上海:上海交通大学出版社,2018

ISBN 978 - 7 - 313 - 19072 - 7

Ⅰ.①好… Ⅱ.①戴… Ⅲ.①冠心病-麝香-丸剂-临床应用 Ⅳ.①R286

中国版本图书馆 CIP 数据核字(2018)第 042915 号

好心好人生——冠心病防治

主　　编:戴瑞鸿

出版发行:上海交通大学出版社　　　　　　　地　　址:上海市番禺路 951 号

邮政编码:200030　　　　　　　　　　　　　电　　话:021 - 64071208

出 版 人:谈　毅

印　　制:上海春秋印刷厂　　　　　　　　　经　　销:全国新华书店

开　　本:710mm×1000mm　1/16　　　　　印　　张:6

字　　数:86 千字

版　　次:2018 年 3 月第 1 版　　　　　　　印　　次:2018 年 3 月第 1 次印刷

书　　号:ISBN 978 - 7 - 313 - 19072 - 7/R

定　　价:28.00 元

编委会名单

名誉主编　杨　镜

主　　编　戴瑞鸿

编　委　会　（按姓氏笔画）

杨文琳　　陈利青　　周俊杰　　单书健

范维琥　　高海青　　郭静萱　　曹志云

曾群英　　廖玉华

编者的话

  《好心好人生》以两位患者亲身经历为线索,把冠心病的病因、症状、检查、诊断、治疗、保健和预防,用通俗易懂的语言,编成小故事娓娓道来,把深奥晦涩的医学知识转变成大众都能读懂的科普知识,亲切自然而又不失科学性。该书出版以来,深受读者的喜爱和欢迎。许多基层医务工作人员参考此书,开展冠心病科普知识教育。本书能够在普及冠心病防治知识活动中发挥作用,作为编者,我们深感欣慰。

  《好心好人生》从2006年首次出版以来,众多的冠心病患者和基层医务工作者不断来信、来电索要此书,一些读者朋友对书中的一些小瑕疵提出了修改建议;再者,经过十多年的时间,医学研究及药物研究取得一系列进展,有必要更新保持同步,基于此,我们觉得再版《好心好人生》很有必要。

  我们希望将麝香保心丸这些年获得的奖项完整地告诉给读者,使读者对麝香保心丸有全面而正确的认识。在再版中,我们增加了麝香保心丸新获得的奖项,同时还修订了一些编辑规范上的错误,对一些称呼做了调整,比如将"病人"改成"患者"等。我们力争将《好心好人生》编成一本经典的冠心病防治知识的科普读物,以感谢读者的厚爱。

  再版中,上海交通大学出版社的编辑老师也提出了宝贵的修改意见,这里一并致谢! 我们也诚挚地感谢喜爱该书的广大冠心病患者,希望书中的知识能为你们的健康保驾护航。

编者

2018 年 3 月 5 日

序一

健康是金

　　健康是宝贵的财富，通过规律的生活、科学的膳食、积极的体育锻炼等，能减少或避免不少疾病的发生。这个道理虽然很浅显，但要按照它去做并不是很容易的事情。譬如冠心病，现在生活水平提高了，各项医疗技术水平更是明显提高，但我国冠心病的发病率和住院率为何也明显增高呢？发病率上升除与人口老龄化、生活节奏加快、精神压力大、学业紧张等因素有关外，与一部分人对冠心病重治疗、轻预防有关。缺乏正确的健康预防干预，真正要把"健康是金"理解并落实到每一个人的行动中，绝非易事。

　　如今一些慢性病如冠心病、癌症、脑血管疾病等成了健康的主要杀手，而这些疾病的发生主要是不良的生活方式造成的，如酗酒、吸烟、不合理饮食及缺少体育锻炼等。美国在 20 世纪 70 年代就兴起了健康教育，从而大大地降低了心肌梗死和脑梗死的发病率和病死率。例如美国从 1963 年—1980 年，这两种疾病的病死率发生了惊人的变化，在 55～64 岁年龄段中，心肌梗死的病死率下降了 38‰，脑梗死的病死率下降了 52.9‰。继美国之后，其他发达国家也陆续实施了健康教育，均获得类似的效果，我国也正在不遗余力地开展健康教育。

　　健康是金，越来越多的人开始重视自己的健康问题，书店里健康类的书籍也非常畅销，本书从两位退休老人对待疾病的不同角度出发，从正反两方面进行描述，同时在各个情节处穿插专家点评及小知识等，把冠心病的科普宣传生活化、故事化，让读者在不知不觉中就了解了健康生活的重要意义。社会在发展，我们不仅要追求长寿，更要追求健康，还要追求更高的生命质量。

中国医师协会会长、中国健康教育协会会长

序二

中西医结合防治冠心病

心血管疾病是威胁人类健康最主要的疾病之一，我国冠心病和高血压病的患病率也呈逐年上升的趋势。回溯医学发展历史，我国早在战国时期的经典著作《黄帝内经》就有"卒心痛""厥心痛"等类似冠心病的描述。在长达几千年的人类同心血管疾病的斗争过程中，我国东汉医学家张仲景在其所著的《金匮要略》中，专篇论述关于"胸痹心痛病脉证治"；宋代官方颁布的《太平惠民和剂局方》中还收录了著名的医方"苏合香丸"，经久验证，一直是历代抢救心绞痛和心肌梗死的有效成方。

中华人民共和国成立以后，我国政府提出了"中西医结合"的指导思想。中西医结合成为我国卫生工作和医学研究的重要方针。半个多世纪以来，中西医结合取得了举世瞩目的成就，对冠心病的预防治疗进行了深入研究，活血化瘀及芳香温通法等治疗冠心病的研究也取得了巨大的进展。例如治疗冠心病的介入疗法，虽然效果立竿见影，但过了一年半载，又有相当一部分患者冠脉再狭窄，而运用中西医结合的方法治疗会取得较好的防治疗效。

冠心病重在早防早治，除了良好的生活习惯外，积极合理的用药也相当重要。中医强调宏观和整体论的治疗思维，西医则较为强调局部和微观的诊疗思路，中西医结合可以优势互补，更全面有效地为保障我国人民健康做出贡献。

在中西医结合的道路上，中药现代化是一个非常重要的课题，著名心血管病学家、复旦大学附属华山医院戴瑞鸿教授以及他领导的专家团队，在宋代名方"苏合香丸"的基础上，运用中西医结合的理论和方法，历经近十年艰辛的探索和研究，终于成功研发了新一代制剂——麝香保心丸，通过科学的研究手段发现并解释了其临床治疗作用的机制，为中西医结合开拓了一条防治冠心病的道路，上海和黄药业有限公司对此尤为欣赏，继续为其深入研究作用机制、科学研究临床适应证、开拓市场，进行了很大的努力，前景看好。至为可贵，谨以为序。

陈可冀

中国科学院院士

前言

我与麝香保心丸

在30多年研制和应用麝香保心丸的过程中,我深深地体会到中国医药学是一个伟大的宝库,只有不断地深入发掘、加以提高,才能有更多的收获。回忆一下这个发掘的过程,对今后走中西医结合的途径,可能有所裨益。

1972年前后,我在学习中医学的过程中,获悉可采用芳香温通类药物治疗心脉不通引起的心绞痛,由此,我和我的团队在苏合香丸的基础上,经过动物实验的筛选,以7味药(麝香、冰片、苏合香、人参、蟾酥、肉桂、牛黄)制成麝香保心丸。为保证药物的质量稳定及快速起效,针对麝香保心丸的制剂工艺专门成立了攻关小组,在原先水丸、蜜丸、滴丸的基础上进行了大量的技术攻关和革新,终于成功开发了独特的麝香保心丸微粒丸制剂。可以说,这是中医药传统精髓与现代科技结合的结晶。它一诞生,就引起了大家的关注,在上海市华山、中山、华东、胸科、仁济等十大医院的临床试验显示:其缓解心绞痛症状有效率达80%,心电图有效率达55%。随即于1981年组织五大医院进行与日本"救心丹"作双盲对照试验,结果两药临床疗效相近,而不良反应以麝香保心丸为小;起效时间方面,麝香保心丸最快为30秒,而"救心丹"最快为3分钟。当时的《文汇报》在第二版头条以"一粒小药丸,多少人心血"为题报道了麝香保心丸研制成功的消息,投放市场十几万盒,受到广大冠心病患者的热烈欢迎。多家报纸报道了不少生动的实例,如"豫园老饭店抢救日本老作家""麝香保心丸救了阿富根""列车上乘客突发冠心病后"等。麝香保心丸成了家喻户晓的救命药,成了冠心病患者的必备药。

随后我们继续进行临床随访观察和动物实验,当时一些先进的检查手段,如血流动力学监测、同位素心肌显像、心电图24小时监测等都被用于麝香保心丸的科研工作中。非常惊喜的是,这小小的"东方明珠"对增加心肌灌注、改善心功能都有阳性的结果,这时麝香保心丸已非常荣幸地被批准为第一批全国中医院急救必备药物。

对一个药物的认识,确实需要一定时间加以深入研究,以硝酸甘油为例,

1

20世纪50年代早期我做学生时,硝酸甘油片只能用于心绞痛,但是通过不断的临床实践,人们逐步认识到硝酸甘油可以通过减轻前后负荷的作用,改善心肌缺血,因而其治疗范围已扩大到心肌梗死、心力衰竭。受到这一启发,我体会到麝香保心丸也应该有异曲同工的妙用。麝香保心丸中所含的7种药物中,既有正性肌力作用的药物,又有扩张血管作用的药物,这样互相制约,互相平衡,起到了良好的药效。在临床应用中,我们发现麝香保心丸不但是急救的有效药物,而且对心肌缺血有预防的作用,慢性冠心病患者连续服用2周,确实可以预防心绞痛的发作。这一发现扩大了药物的使用范围。我们认为麝香保心丸绝不能仅停留在急救应用上,应该趁热打铁,搞清药物在延缓冠心病发展中的作用原理。当时,上海华山医院心血管研究室的年轻教授们及几位博士生都正在专心致志地进行着现代心脏病学细胞分子学方面的研究,我觉得这是一个极好的机会,洋为中用,就大胆地提出在他们原来进行的课题中,加入有关麝香保心丸的内容,这些年轻人的热情与干劲都被调动了起来,完成了多篇高质量的论文,逐步揭示了麝香保心丸有扩张冠状动脉、保护血管内皮、预防心肌缺血、预防心室重构等作用。近年来,在国家教委211工程项目基金、上海市科委以及和黄药业的经费支持下,在国内首先开展并完成了麝香保心丸促进治疗性血管新生的系列研究,完成了麝香保心丸促进治疗性血管新生的系列研究。治疗性血管新生,俗称"药物促进的心脏自身搭桥"。2006年该项目获得首届中国中西医结合学会科学技术奖。正如一位北京医院的老前辈所说:"假如每一种中成药,都能有麝香保心丸这样的科研成果,中西医结合事业一定能够阔步前进"。

戴瑞鸿

复旦大学附属华山医院心内科终身教授

目　录

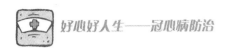

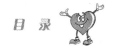

幸福两家人

就像一句俗话说的那样：不幸的家庭各不相同，幸福的家庭都是一样幸福。我们故事中的主人公，一位叫李连庚，一位叫王仲义。几年前，两人的"幸福轨迹"几乎都是平行往前的。

退休前，老李是一名建筑工程师，在单位是出了名的业务精英，由他牵头的项目组，负责设计了他们居住城市里的好几处标志性建筑，老李也年年被评为公司里、市里的劳动模范，别看他的工作常年在工地上度过，风吹日晒的，直到60岁退休了，老李还是温雅洁净，不夸张地说，依然是风度翩翩，魅力不减当年。再加上老李的性格十分温和，说话不急不徐，待人也很诚实，因此人缘特别好，单位里不少年轻的小姑娘，都直羡慕老李的妻子好福气呢。

老李的两个儿子都已经成家立业，在城市里的另外两个地方购置了房子。老李与老伴现在自个儿住在老公房里，星期一到星期五，儿子们住在各自的家里，到周末就带着孙子、孙女过来探望老人。所以，平日里不用帮孩子操持家务、带孩子，老两口也乐得轻闲，一大早起来吃完早饭，就到外头散散步，日子过得挺滋润。同时，由于老李业务精湛，是单位里的老专家，所以隔三岔五还会被单位请回去指导年轻人的工作，也算为家里再增加些收入，老两口的退休工资，再加上老李"加班"赚来的"外快"，家里的经济状况就更加宽裕了。

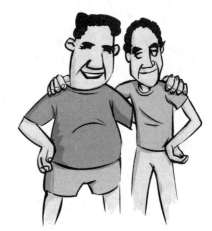

再来说说老王王仲义，他是一家国有企业的财会人员，工作几十年来，也是

兢兢业业,尽职尽责。不管是几十块,还是上百万,经过老王手里的账目,都是清清楚楚,从没出过差错。为此,老王在单位里还有个"金算盘"的绰号。由于老王表现出色,到了退休年龄还被公司返聘了 2 年,到后来老王的女儿心疼父亲,反对老王年纪大了还这么辛苦劳累,拗不过孝顺的女儿,3 年前,老王就向单位提出了结束返聘要求,清清闲闲在家里安度起了晚年。老王平时就喜欢"搓八圈",这下就更有时间了。考虑到老王为单位做出了很大贡献,单位特地给老王安排了一份丰厚的退休金。老王老伴是从老家乡下接来的,没有退休金,老王本来还有点担心,这下也没了后顾之忧。

不过,老王膝下快 30 岁的女儿还没有找到对象,这是老王现在唯一的心事了。正式退休那天晚上,老伴对老王说,"现在咱家什么事都有着落了,就差帮闺女找个好婆家了"。老王也若有所思地点点头。

这老李和老王两个人,虽然退休前在不同的单位,不过却生活在同一个城市里的同一个小区,住在楼上楼下,做了几十年的邻居。俗话说,远亲不如近邻,李家和王家一直是客客气气,相互照应着。平时借个酱醋油盐什么的,或者家里小孩托对方稍做照看,都是家常便饭,彼此都十分乐意互帮互助。

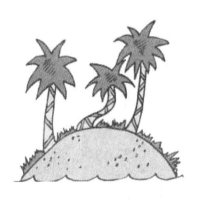

而且现在两个人都已经退休了,在家里安享晚年,平日里经常串串门。两人的爱好也有挺多相似的地方,喜欢花鸟,爱逛古董市场,结伴出门的时间就更多了。退休后两个人的关系比退休前还好,老李比老王大两岁,老李就戏称老王"小老弟",老王也接过茬,一口一个"老大哥"地叫老李。既然成了兄弟,两家人的关系就更融洽了。

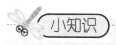小知识

老年人生活"四不宜快"

进入老年后,身体与中年相比会发生较大的变化,那就是各个脏器的功能会逐渐退化,因而日常生活的节奏也要随之改变,以适应身体的生理变化,否则容易导致各种疾病的发生。老年人日常生活中应做到"四不宜快":

（1）行走不宜过快。老年人骨关节大多会发生退行性变化,关节的滑囊液减少,肌腱韧带弹性减退,所以在活动及行走时身体的平衡、稳定性比较差,加之老年人的反应迟钝,视力减弱,所以行走时速度要慢,以免摔倒而发生意外。

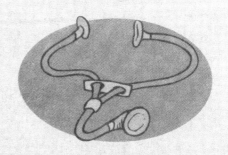

（2）转头活动不宜快。老年人有不同程度的动脉硬化、颈椎骨质增生、高血压等,在转动脖子或低头活动时,不可用力过猛、速度过快,以免颈动脉受压从而引起大脑血流减少、缺氧,出现眩晕、耳鸣、恶心呕吐,严重的会突然晕倒。

（3）吃饭不宜太快。老年人吞咽反射较迟钝,而且牙齿大多松动,缺损较多,加上食管变窄,容易因为咀嚼功能减弱、吞咽失调引起食物梗阻、噎食。故进食时应细嚼慢咽,饭菜烹调时应切细、切碎、煮烂。

（4）解便不宜快。老年人因肠蠕动功能减退,肠液分泌减少,缺乏津液滋润肠道,容易发生便秘。因此排便时不宜急躁,不要用力过猛,以免造成血压骤然升高,诱发心肌梗死及脑出血等心脑血管意外。

测测你的动脉血管"年龄"有多大

(1) 情绪压抑。

(2) 对任何事情过于较真。

(3) 喜爱吃方便食品、饼干或其他甜食。

(4) 偏食肉类和油炸食品。

(5) 缺少体育锻炼和运动。

(6) 每天吸烟支数乘以年龄超过400。

(7) 爬楼梯时感到胸痛、胸闷或气急。

(8) 手足发凉、麻痹,有时疼痛。

(9) 注意力不易集中,明显地拿东忘西。

(10) 高血压。

(11) 血脂、胆固醇或血糖值偏高。

(12) 亲属中有人死于脑卒中、心脏病。

(13) 其他一些血管老化征象,如皮肤出现皱纹、腿脚不灵便、四肢麻木等。

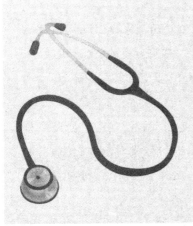

以上符合项越多,血管"年龄"越高:符合0~4项者血管"年龄"尚在正常范围,符合5~7项者血管"年龄"比生理年龄大10岁,达到8~12项者血管"年龄"比生理年龄大20岁。

动脉血管"年龄"高出生理年龄10岁以上的人,患糖尿病、心脏病、脑卒中和其他动脉阻塞性疾病的可能性较大。

山雨欲来风满楼

　　白天逛逛花鸟、古董市场,晚上回来吃过晚饭,早早上床休息,老李和老王开始安度起了晚年。由于两人年轻时身体都非常硬朗,没有落下什么大毛病或者慢性病,因此每逢小区里的有些老人,有个大病小灾,三天两头揣着病历往医院跑的时候,老王和老李都是自得其乐地享受生活,碰头时也互相庆幸,"我们现在吃嘛嘛香,睡眠也那么好,基本上以后就是健健康康过晚年了。"老王有些得意地对老李说。老李也连连点头,赞同"小老弟"所说的话。

　　本来两个老人以为日子就这么好好的一天天过下去了。不过,花无百日红,人无千日好。不久以后,老李和老王两人的身体状况,相继产生了异样。

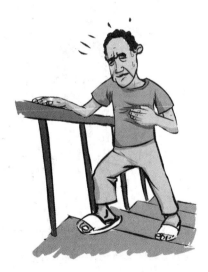

　　先是老李,因为家住在 6 楼,没有电梯,几十年来,他上下楼都是一鼓作气,中间都没有停顿过。年轻时还好,几阶楼梯一起上,但老了后,开始有些吃不消了,就一阶一阶地上,但是从来都是不吁不喘,脸不红心不跳,中间没有停顿就走到了 6 楼家门口。可是,也不知从哪天开始,老李发现自己回家爬楼梯变得有些吃力了。记忆最深的是,有一次爬到 4 楼的时候,正准备"更上一层楼",突然就感觉胸口像压了一块大石头,心也突然紧了起来,好像有只手将自己的心脏拧了一把一样,还有一丝轻微的疼痛。老李感觉全身一热,额头上已经冒出了一些汗珠,呼吸也开始变得急促起来。

　　老李不得不暂时停在楼梯的拐角处,用手捋捋胸口,好给自己顺顺气,就这样停了两分钟后,人才开始缓过来,呼吸顺畅了,胸口也不那么闷了,老李才又一步步地拾级而上，他明显感觉脚步没有刚才那么有劲儿了，手也要开始借助扶梯了。

不过一到家，老李就忘记了刚才"惊险"的一幕，只字不提，又和老伴忙活起了做午饭，因为当天中午，两个儿子就要带着孙子、孙女回来吃饭了。子女常回家看看，确实是老人最大的欣慰，什么病啊痛啊，见到儿孙们，就都烟消云散了。

再来说说老王，身高 167 cm，却有 80 kg，体形比较胖。一到天热，就很容易出汗，经常稍做运动，或者在厨房里待上几分钟，就汗如雨下。为此，老王也养成了一个个人喜好：洗澡。冬天每天洗，夏天则一天洗两三次。而且，为了图个爽快，老王还特别喜欢用热的洗澡水，洗好澡后皮肤也常常红成一片。

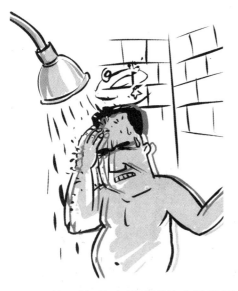

那天吃过午饭半小时，老王又将热水器调到"偏热"这一档，准备在午休前，痛痛快快地洗个热水澡。没想刚开始洗，老王就觉得不对劲儿了，往常浴室里也充溢着的蒸汽，今天却似乎成了一种无形的压力，向他扑面袭来。老王只觉得胸口阵阵发闷，一开始他还以为是天太热洗澡时的自然反应，过会儿就会好起来。但后来，情况越来越糟糕，好像有人拿块布捂住了他的嘴巴，几乎都透不过气来。后来他又觉得好像有股气流，嗖嗖地往头上蹿，马上就感觉头有些发昏。最后，老王感觉发慌，都有些站不稳了，他打了一个激灵，集中起注意力，抓紧浴巾赶紧走出了浴室，大口呼吸起来，这才稍微缓过劲来。

和老李一样，这次"浴室历险"老王并没有放在心上，老伴回来后，他轻描淡写地告诉了她。老伴一下子紧张起来，脸色大变，"怎么会这样啊？要不要紧？明天去看看大夫吧！"老王不以为然，"不要大惊小怪，不就是被浴室里的热气给熏到了嘛！以后我把水温调低点儿，不就得了嘛！"

不过，楼梯和浴室的胸闷事件对老李和老王，并不是"一次性"事件。打

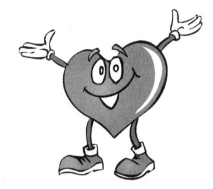

那以后,两个人隔段时间就会觉得胸口发闷,还喘不过气来。特别是运动时,或者在比较闷的房间里,这种感觉特别明显。两家的家人知道后也挺着急,老李的儿子还特地咨询了自己在干休所当医生的朋友,医生的建议是:可能是冠心病,上了年纪的老人,特别是男性更有可能患上,应该及时到医院去做检查。儿子急着回来转达医生的忠告,老李却还是没做好去看医生的准备。他这一辈子也没进过几次医院:"身体挺好的,怎么就得冠心病了?"

那天,老哥俩又碰到了一起,不约而同地聊起了这阵子的种种"症状"。"原来你也胸闷气短? 我也是啊!"觉得巧合的同时,老李和老王也暗暗觉得有些不妙,两人年纪相当,都是60来岁,症状都差不多,莫非真的患上了什么"老年病"?两人一商量,最后决定一起到医院去检查。

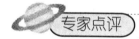专家点评

早诊断早预防

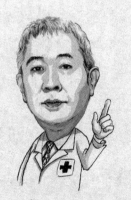

爬楼梯或洗澡时感到胸闷、胸痛,在临床上经常遇到。胸痛发生的原因一般为冠心病、心绞痛、胸膜痛、胸骨或骨膜疾病引起的痛或神经痛等。许多中老年人在活动时有胸闷、胸痛,也有人在冷风中发生这些不适,少数人出现喉头发紧,这些均是心绞痛发生的情况,一般很容易被忽视或误以为是其他疾病。

心绞痛是人体内为心肌供应血液的血管发生病变,导致供血不足,使人感到胸闷、胸痛,特别是在活动时,如洗澡时,水温最好与体温相当,水温

复旦大学附属
华山医院　范维琥教授

7

太高可使皮肤血管明显扩张,大量血液流向体表,可造成心脑缺血。洗澡时间不宜过长,洗澡间一般闷热且不通风,在这种环境中人的代谢水平较高,极易缺氧、疲劳,老年冠心病患者更是如此。

遇到这种情况,必须停止一切活动,立刻就近采取半卧位休息,不要紧张。知道自己有冠心病的,马上舌下含服硝酸甘油片或麝香保心丸,如症状很快消失,可暂时休息或到医院就诊,如15~20分钟仍不能缓解,则需尽快到心血管专科医院就诊。如胸痛剧烈,休息不能消失,并出大汗,则立即通知"120"讲明症状,以得到及时准确的救治。

对于类似老李、老王的症状一定要引起重视,不要因为休息一会没事了就不以为然,发现有冠心病的症状,应早诊断、早预防,避免冠心病症状的加重。

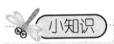

什么是冠心病?

冠状动脉是输送血液到心脏,为心脏提供氧气和营养物质的血管。

冠心病是冠状动脉粥样硬化性心脏病的简称,是指冠状动脉发生严重粥样硬化或痉挛时,导致冠状动脉狭窄或阻塞,引起心肌缺血、缺氧或心肌梗死的一种心脏病。

冠心病又称作"人类第一杀手"。据世界卫生组织统计,全世界每年约有1700万人死于冠心病,占疾病死亡总人数的50%以上。在我国目前冠心病患者高达6000万人,随着物质生活水平的不断提高,冠心病的发病率在不断增加,40岁以后,每增加10岁,患病率就要递增1倍左右。冠心病是中老年人最常见的一种心血管疾病,如何预防治疗冠心病已经成为全社会关注的热点。

如何早期发现冠心病?

出现下列情况时,要及时就医,尽早发现冠心病:

(1) 劳累或精神紧张时出现胸骨后或心前区闷痛,或紧缩样疼痛,并向左肩、左上臂放射,持续3~5分钟,休息后自行缓解者。

(2) 体力活动时出现胸闷、心悸、气短,休息时自行缓解者。

(3) 饱餐、寒冷或看惊险片时出现胸痛、心悸者。

(4) 夜晚睡眠枕头低时,会感到胸闷、憋气,需要高枕卧位方感舒适者。

(5) 熟睡或白天平卧时突然胸痛、心悸、呼吸困难,需立即坐起或站立方能缓解者。

(6) 用力排便或者性生活用力时出现心慌、胸闷、气急或胸痛不适者。

(7) 听到周围的锣鼓声或其他噪声便引起心慌、胸闷者。

(8) 反复出现脉搏不齐,不明原因心跳过速或过缓者,尤其是目眩、短暂昏厥者。

胸闷、胸痛要当心冠心病

很多人对胸闷、胸痛不当回事,认为自己身体好好的,吃得下,睡得着,而且胸闷、胸痛休息一下就过去了,就不加注意,更谈不上去医院看病吃药;还有一部分人甚至把梅雨季节里出现的胸闷、胸痛归罪于天气不好、气压低。

其实,胸闷、胸痛是很多严重疾病的警示信号,比如在冠心病的早中期,胸闷、胸痛是最常见的症状,如果此时不注意保养身体,积极预防治疗,冠心病就会进一步加重,很有可能在精神紧张或过分劳累时出现心肌梗死,造成终生的后悔。

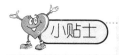

腰带越长,寿命越短

"腰带越长,寿命越短",这是英国的一句谚语,"你要知道这个人寿命的长短,你就量量他的裤腰带,腰带越长,寿命越短。"

一般认为,女性的标准体重是:身高(cm)-105=标准体重(kg)。

例如,一个身高160 cm的女子,她的标准体重应该是:160(cm)-105=55(kg)。

男性的标准体重是:身高(cm)-100=标准体重(kg)。

例如,一个身高170 cm的男子,他的标准体重应该是:170(cm)-100=70(kg)。

凡是超过标准体重10%者为偏重,超过20%者为肥胖,低于10%者为偏瘦,低于20%者为消瘦。

肥胖分两种类型:一类叫苹果型肥胖;另一类叫鸭梨型肥胖。如果这个人肚子大,脂肪集中在腹部内脏,这是苹果型或内脏型肥胖,多为男性,这种肥胖很危险,跟心脏病、脑卒中高度相关;而女性肥胖常为鸭梨型,肚子不大,臀部和大腿粗,脂肪在外周,所以叫外周型肥胖,这种人患心脏病较少,较安全。越是内脏型肥胖、苹果型肥胖,动脉硬化越明显,外周型肥胖要好一些。

希 望

这天，老李在儿子的陪伴下，老王则由女儿陪着，两家提前预订了一辆出租车，结伴去了医院。可是，一上出租车，由于车窗门紧闭，空气不流通，老李和老王两人就明显感觉胸闷、气短又再次"造访"了，同时还伴有心慌。子女们赶紧让司机把车窗摇下，微风吹进车厢里，两人才渐渐感觉好起来。"看来是有问题了，是要去医院看看了"老王好像承认打了败仗一样地对老李说，老李则回报给老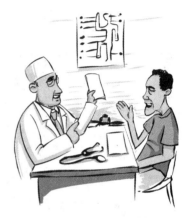王一个微笑，安慰"小老弟"："没事的，即使有病，咱们好好治疗，按照医生的嘱咐办事，就不会出大事情！"

到了医院，医生认真地对两人做了临床症状的询问和记录，同时为两人做了心电图以及其他的一些检查。诊断结果最后出来了，老李和老王果然是患上了冠心病。医生向老王和老李解释病情时说道："冠心病是冠状动脉粥样硬化性心脏病的简称，又叫缺血性心脏病，是中老年人的常见病。"

那么，冠心病有什么危害呢？老李一边担心，一边向医生询问。医生向老李解释道，冠心病是中老年人最常见的一种心血管疾病，因为发病率高、病死率高，又称作"人类第一杀手"，上海每三个死亡的人中就有一个是因为冠心病而死。老王和老李表情开始有些紧张，两人同时感觉，身体里埋下了一颗定时炸弹，随时都会引爆，危及生命……

医生看出来了，他安慰两位老人，虽然冠心病可能危害到生命，但是只要平时注意保健，谨遵医嘱，就不会有大碍。但如果对这些症状听之任之，动脉血管会进一步硬化，心血管疾病症状会加重，可能会引发更严重的心血管疾病……

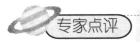专家点评

冠心病的发病原因

冠心病是中老年人最常见的慢性病,随着生活节奏的加快、生活方式的改变及人口的老龄化,冠心病的发病率也越来越高。

冠心病的根本原因是动脉粥样硬化。同人体的其他器官一样,血管也会老化、硬化。在高血压、高血脂、糖尿病、吸烟等危险因素作用下,人体血管逐步老化;人体内血管的内皮细胞受到损害,导致内皮功能异常,然后血小板在局部黏附、聚集,释放各种血管活性物质,引起血管内膜增生、单核细胞在局部浸润,血管中层平滑肌细胞变形增殖,它们吞食脂质形成泡沫细胞,从而形成动脉粥样硬化斑块。

血管老化,一方面会导致血管狭窄,造成供血、供氧不足,出现胸闷、胸痛、头晕、乏力等症状;另一方面血管脆性增大,弹性降低,极易发生血管或血管内斑块破裂,造成心肌梗死甚至猝死。

老年人自觉有胸闷、胸痛不定时出现,休息后能缓解或有夜间胸痛时,就必须提高警惕,不可大意,及时去医院,把发现的症状、体征及有关病史详细告诉医生,请医生及时做出诊断,并进行治疗。

冠心病虽然发病率高、致死率高,但并不可怕,只要正确对待,积极防治,平时注意保健,坚持药物治疗,就不会有大碍。

(北京医科大学第三医院 郭静萱 教授)

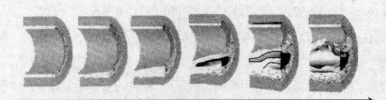

从第一个十年	从第三个十年	从第四个十年
脂层积累	平滑肌和胶原增生	血栓形成

血管老化过程简图

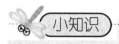 小知识

哪些因素容易导致冠心病

高血压 高血压会损害动脉内壁,引发并加快冠状动脉的硬化过程。

高血脂 血脂异常,血中总胆固醇、甘油三酯、低密度脂蛋白升高,高密度脂蛋白降低,易导致冠状动脉粥样硬化。

吸烟 烟草中的尼古丁和一氧化碳等多种成分会使血管内皮细胞缺氧,加快动脉硬化。

糖尿病 可引起血管损害,导致动脉硬化,糖尿病患者的冠心病发病率是非糖尿病患者的 2 倍。

肥胖 超过标准体重20%时,心脏病发病的危险性增加 1 倍,体重迅速增加者尤其如此。

职业 脑力劳动者得病可能大于体力劳动者;生活节奏紧张,经常有急迫感的工作较易患冠心病。

年龄 冠心病多见于 40 岁以上的中年人,49 岁以后进展较快,心肌梗死与冠心病猝死的发病率与年龄成正比。

性别 在我国,男性和女性冠心病的发病率和病死率比例为 2:1。但女性绝经期后冠心病的发病率明显上升,60 岁以后,女性发病率大于男性。

遗传 家族中有在年轻时患本病者,其近亲患病的机会可 5 倍于无这种情况的家族。

饮食 常进食高热量的食物及较多的动物脂肪、胆固醇者易患本病;食量过大也易患本病。

缺乏运动 近年来发现,缺乏运动也可导致冠心病的发生。

冠心病的分类及临床表现

1)无症状型冠心病(或称隐匿型冠心病)

临床上无症状,但有心肌缺血的心电图表现,可发展成心绞痛、心肌梗死。

2）心绞痛型冠心病

表现为发作性胸骨体上段或中段之后出现压榨性或紧缩样疼痛，发作频率为1日多次、数天1次或数周1次，每次持续约3～5分钟，同时伴有心慌、心悸、气短、乏力等症状。

3）心肌梗死型冠心病

持续性胸痛，伴有大汗淋漓、濒死感，大约50％～81.2％的患者在发病前会有全身乏力、心慌、胸闷等表现。

4）缺血性心肌病

表现为心慌，心跳时快时慢，伴头晕，甚至发生昏厥，夜间不能平卧入睡，有时会出现痰中带血，不能从事日常活动。这是由于心肌的血液长期供应不足，纤维组织增生所致。心脏增大、心力衰竭、心律失常为其三大主要症状。

5）猝死型冠心病

猝死型冠心病是冠心病中危害极大的一种类型，是在冠状动脉疾病的基础上一过性的心肌功能障碍和电生理紊乱，引起严重的心律失常所致，可无任何先兆发生、突发心脏骤停而死亡。

冠心病的检测方法

随着现代科技的迅猛发展和医学科研工作者对冠心病的深入研究和探索，诊断冠心病的方法日臻完善。最早人们主要是根据典型的临床表现（包括症状和体征）、心肌酶学检查和心电图特征来诊断冠心病心肌梗死和冠状动脉供血不足的。近年来，发展了许多新的检查方法和技术，如放射性核素检查、超声心动图、冠状动脉造影等，用于冠心病的诊断。

临床表现　主要包括症状和体征。心绞痛是冠心病的主要临床症状，根据心绞痛发作时的部位、性质、诱因、持续时间、缓解方式等特点和伴随症状及体征便可鉴别心绞痛和心肌梗死，可以说，典型的症状和体征对冠心病心绞痛和心肌梗死的诊断至关重要。

华中科技大学附属协和医院廖玉华教授

心电图 心电图是冠心病诊断中最早、最常用和最基本的诊断方法。与其他诊断方法相比，心电图使用方便，易普及，当患者病情变化时便可及时捕捉其变化情况，并能连续动态观察和进行各种负荷试验，以提高其诊断敏感性。无论是心绞痛或心肌梗死，都有其典型的心电图变化，特别是对心律失常的诊断更有其临床价值，当然也存在着一定的局限性。

心电图负荷试验 主要包括运动负荷试验和药物试验（如潘生丁、异丙肾上腺素试验等）。心电图是临床观察心肌缺血最常用的简易方法。当心绞痛发作时，心电图可以记录到心肌缺血的心电图异常表现。许多冠心病患者尽管冠状动脉扩张的最大储备能力已经下降，但通常静息状态下冠状动脉血流量仍可维持正常，无心肌缺血表现，心电图可以完全正常。为揭示减少或相对固定的血流量，可通过运动或其他方法，给心脏加以负荷，诱发心肌缺血，进而证实心绞痛的存在。运动试验对于缺血性心律失常及心肌梗死后的心功能评价也是必不可少的。

动态心电图 是一种可以长时间连续记录并编集分析心脏在活动和安静状态下心电图变化的方法。此技术于 1947 年由 Holter 首先运用于监测心电活动的研究，所以又称 Holter 监测。常规心电图只能记录静息状态下短暂的仅数十次心动周期的波形，而动态心电图于 24 小时内可连续记录多达 10 万次左右的心电信号，可提高对非持续性异位心律，尤其是对一过性心律失常及短暂的心肌缺血发作的检出率，因此扩大了心电图临床运用的范围，并且出现时间可与患者的活动与症状相对应。

核素心肌显像 根据病史，心电图检查不能排除心绞痛时可做此项检查。核素心肌显像可以显示缺血区、明确缺血的部位和范围大小。结合运动试验再显像，则可提高检出率。

冠状动脉造影 是目前冠心病诊断的"金标准"。可以明确冠状动脉有无狭窄及狭窄的部位、程度、范围等，并可根据此检查结果指导进一步治疗所应采取的措施。同时，进行左心室造影，可以对心功能进行评价。冠状动脉造影的主要指征为：①对内科治疗下心绞痛仍较重者，明确动脉病变情况以考虑介入治疗或旁路移植手术;②胸痛似心绞痛而不能确诊者。

超声和血管内超声 心脏超声可以对心脏形态、室壁运动以及左心室功能进行检查,是目前最常用的检查手段之一。对室壁瘤、心腔内血栓、心脏破裂、乳头肌功能等有重要的诊断价值。血管内超声可以明确冠状动脉内的管壁形态及狭窄程度,是一项很有发展前景的新技术。

冠心病的发展非一朝一夕

冠心病是一种慢性病,是由于供养心脏的冠状动脉管壁斑块形成、血管硬化、狭窄等病变,造成心肌血供不足导致的疾病。冠状动脉的病变,是一个进行性的、长期的过程:随着年龄的增加,血管壁上的斑块沉积加速产生,逐步发展成纤维斑块和粥样硬化斑块,当血管腔狭窄占50%,甚至75%时,人在安静时还是可以没有任何症状,但是在运动量增加、情绪激动等情况下,就可能出现胸闷、胸痛等症状,严重的情况下,血管上的斑块还会破裂、脱落,由此形成血管内血栓,造成严重的急性心肌缺血,临床表现为心肌梗死。

 爱心提示

警惕!你是否有下列症状?

冠心病虽然非常严重,但掌握了它的特点后并不可怕,我们一定要严加注意,对冠心病的一些症状要特别小心。

胸痛、呼吸困难、水肿、易疲劳、乏力、心悸、血压升高或降低、眩晕、昏迷等是心血管疾病的常见症状,假如符合其中的几项症状,很有可能动脉粥

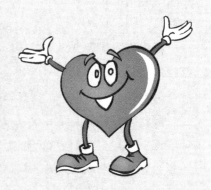

样硬化已经到了一定程度,血管已经严重老化,这些症状提示要注意身体,及早就医。如果对这些症状听之任之,血管会进一步老化,心血管疾病症状会加重,可能会引发心绞痛、心肌梗死,甚至可能猝死!

胸痛要重视

胸痛可能有多种原因引起,但下列原因要特别重视:

怀疑心绞痛的胸痛

(1)胸痛时伴有不安感、出冷汗、气短、眩晕、心悸等症状。

(2)胸痛与进食、寒冷的刺激、吸烟、平卧相关,持续几分钟。

(3)胸痛发生在上台阶、快步行走等与劳累有关的时候,持续数分钟。

(4)胸痛发生在饮酒后次日早晨起床时,持续5~15分钟。

怀疑心肌梗死的胸痛

(1)持续性胸痛的同时,出现心悸、眩晕、气短、无力感、意识模糊。

(2)与劳累无关,安静时突然发生的胸前部疼痛,持续15分钟以上。

(3)以前服用硝酸甘油片可缓解现在无效了。

(4)胸痛如波浪似的反复发生,逐步加重。

呼吸困难要当心

无论谁在用力跑步、登山时都会感到气短,但如果在上台阶和上坡时出现类似的气短,就是异常的。这种气短称作呼吸困难。

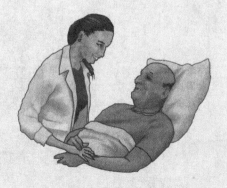

一登楼梯就气急、气短,提示心脏功能有所下降,呼吸困难原因为缺氧,轻度时将枕头抬高就可缓解,重度时则不能平卧。

呼吸困难分级

1级：能像同龄健康人一样进行工作、步行、登台阶。

2级：能像同龄健康人一样在平地步行，但上坡路和上台阶时则比健康人差。

3级：同健康人在一起平地步行时感到困难，但用自己的速度则可步行1千米以上。

4级：若边走边休息，则可走50米。

5级：连做身边的事都呼吸困难。

水肿、疲劳要小心

心脏功能弱的人，一到傍晚，腿部就出现水肿，手压时出现凹陷。那是因为心脏功能变差时，心脏泵的作用变差，地球重力作用大于身体下部血液向上流动的作用，就出现水肿。

慢性肝炎、肝硬化，急性肾炎和慢性肾功能不全时，也可出现水肿。

心脏泵功能下降时，血液将主要分配给重要器官，如脑、肝脏、肾脏，以节约能源，在劳动、登台阶、快步行走时就会感到吃力。

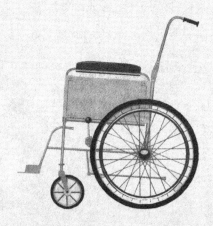

恶性肿瘤、肺结核、甲状腺功能异常、贫血、营养失调等情况下也会出现易疲劳、乏力。

漫漫长征路

　　诊断之后,医生表示,由于老李和老王的冠心病发现得早,因此病情还不是很严重,只要平日里在家里注意休息、吃一些清淡的食物,再加上采用药物治疗就可以了。医生为两人开的处方是麝香保心丸和硝酸甘油片,要求他们在心绞痛发作时,可以舌下同时含服硝酸甘油1片及麝香保心丸2～4粒,平时只需每天3次,每次服用2粒麝香保心丸即可,但要至少坚持3个月的疗程治疗。

　　同时,医生还告诫两位老人,平日里健康的生活方式,也是防治冠心病的重要因素。医生还为两人提供了一个冠心病健康处方,其中包括:起居有常,也就是应该早睡早起,尽量避免熬夜,睡觉之前应该保持放松的心态,不适宜看紧张、恐怖的小说和电视;保持身心愉快,因为精神紧张、情绪波动可能诱发心绞痛。因此,冠心病患者应该切忌暴怒、惊恐、悲喜过度。医生对老李和老王喜欢花鸟的习惯表示"欢迎",他说,养花、养鸟或者养鱼,有助于调节情绪。同时,冠心病患者应该调节饮食,要以清淡饮食为主,过度食用油腻、高脂肪、高糖类的食物,会促进动脉血管壁的胆固醇沉积,加速动脉硬化,所以,平时饮食一定要保持清淡、易消化,而且要有足够的蔬菜和水果,少食多餐,特别是晚餐要吃得少,医生还特别提醒稍显肥胖的老王,一定要控制饮食,避免心脏负担过重。

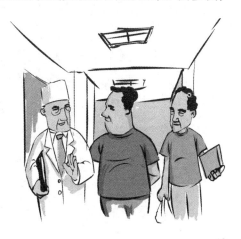

　　此外,医生还提醒,冠心病患者一定要戒烟、限酒。研究表明,吸烟是造成心肌梗死、脑卒中的重要因素,应绝对戒烟。同时,虽然少量饮用啤酒、黄酒、葡萄酒可以促进血脉流通,调和气血,但是烈酒是一滴都不能沾的,浓茶、咖啡也不适宜饮用。医生总结说,冠心病是多种危险因素综合作用的结果,所以冠心病的防治应该从早期开始并且坚持整个病程,才能够有效控制冠心病的进展。这就是全面防治的概念。全面防治的内容自然就包括坚持健康生活方式及药物治疗等。

走出医院前,医生又特别嘱咐两人一定要定期回来复查。"你们要注意保管好病史资料,最好是做一个就诊档案袋。这样就可以把门诊病历、出院记录、心电图、X线、血小板凝血时间以及各种化验单,包括最近服用药物的记录,都放在袋子里,方便以后就诊。"

手里拿着诊断结果,耳朵边听着谆谆医嘱,老李和老王心事重重地回到了家。回家的路上,气氛显得有些不一样了,平日里开朗的老王没说一句话,只顾着皱眉头,老李还稍微好点,和小辈们交谈了几句,安慰他们要放宽心……

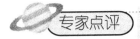 专家点评

中西医结合治疗冠心病

中医药治疗冠心病具有非常悠久的历史,早在战国时期的《黄帝内经》就有"胸痹"(冠心病)的记载,中医认为冠心病是本虚标实,治疗的原则应该是"急则治其标,缓则治其本",就是说冠心病胸闷、胸痛发作时需要采用迅速扩张冠状动脉的药物等方法,改善心肌缺血,以快速缓解胸闷、胸痛,在冠心病症状缓解时就应该服用护正固本、益气强心的药物。

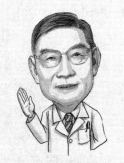

复旦大学附属
华山医院　戴瑞鸿教授

一般情况下,因为冠心病是慢性病,需要长期用药,医生在开具处方时会中西医结合,给予西药的同时给予一些中成药。在急性发作时服用西药,如舌下含服硝酸甘油片以迅速缓解胸闷、胸痛症状,避免冠心病的加重;在平时则服用一些标本兼治的中成药,如医生经常开具的麝香保心丸,不仅能迅速缓解胸闷、胸痛症状,还可以有效地保护血管内皮,阻遏动脉粥样硬化的进展,同时能够稳定粥样硬化斑块、促进缺血心肌血管新

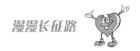

生,实现心脏"药物搭桥",从根本上改善心肌缺血的症状。

我们在临床观察中发现,一般患者连续服用 3 个月麝香保心丸后,胸闷、胸痛症状明显减轻、减少,甚至有些患者不再发作。临床的研究也证实:长期服用麝香保心丸的患者,发生猝死、心肌梗死、死亡、需要做手术或介入治疗的比例明显降低。服用麝香保心丸保护血管内皮、促进缺血心肌血管新生,预防心绞痛、心肌梗死的发生,这在冠心病的二级预防中,有着极其深刻的意义。

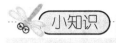 小知识

冠心病的二级防治

由于冠心病的发病率高、病死率高,严重危害人类的身体健康,从而被称作"人类第一杀手"。其中,"早防早治"是防治冠心病的根本对策。

冠心病的二级防治包括

一级预防 即得病之前的预防,在日常生活中要注意对各种冠心病的危险因素进行有效的防治。

二级治疗 冠心病的二级预防是指对已患有冠心病者,应在医生的指导下合理服用药物,控制其发展和防止并发症,减少患者由于疾病进展而引起的致残、死亡等严重后果。病情得到控制后也不要擅自停药,应在医生的指导下坚持日常用药,以预防再次发病。

冠心病的治疗方法

目前对冠心病的治疗有药物治疗、介入性治疗和外科手术治疗三种:

药物治疗

(1)硝酸酯类:如戊四硝酯或硝酸异山梨酯(消心痛)等,此类药物

的基本作用是直接松弛血管平滑肌,由于周围静脉的扩张使回心血流量减少,左心室负荷降低,从而降低心肌耗氧量,改善心绞痛。硝酸酯类的不良反应主要是头痛、头晕等。

(2) β-受体阻滞剂:如美托洛尔(倍他乐克)、阿替洛尔等,主要是降低心肌耗氧量,提高运动耐量,从而改善心绞痛。同时由于心率减慢、舒张期时间延长以及血压下降后负荷减轻而改善室壁张力,这使心内膜下心肌的血流相应增加,从供求两方面改善心肌缺血。此类药物的主要不良反应是心动过缓或传导阻滞。

(3) 钙拮抗剂:如盐酸地尔硫卓片(恬尔心、合心爽),其主要作用是使血管平滑肌和冠状动脉扩张,增加冠状动脉血流和抗冠状动脉痉挛。其不良反应不明显,少数人有心动过缓。

(4) 抗血小板聚积药:如阿司匹林是有效抗血栓病的药物。老年人常规预防性服用小剂量阿司匹林有预防心血管疾病的作用,但对于没有明显心血管疾病的 70 岁以上的老年人,用小剂量阿司匹林可能有严重出血的倾向。

(5) 稳定粥样斑块药物:他汀类药物如舒降之、立普妥,其作用是降血脂,减少血管内白色血栓形成。其不良反应有一过性转氨酶升高。

(6) 中成药:如麝香保心丸等。其中麝香保心丸芳香温通、益气强心,能迅速缓解胸闷、胸痛症状,长期服用冠心病心绞痛发作明显减少,能够保护血管内皮,抑制动脉粥样硬化,研究发现,麝香保心丸能促进缺血心肌血管新生,实现心脏"药物搭桥",从根本上改善心血管功能。因为麝香保心丸疗效好、安全性高,成为越来越多中老年患者的首选药物。

介入治疗

(1) 经皮冠状动脉腔内球囊成形术(PTCA)。

(2) 冠脉内支架置入术。

(3) 经皮冠状动脉腔内旋切成形术或旋磨成形术以及激光成形术。

缺点:费用比较昂贵,介入治疗后再狭窄率高达 15%~40%。

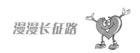

外科治疗

冠状动脉旁路移植术(CABG)

缺点：费用昂贵，术后血管再阻塞率高达 10%～40%。

预防冠心病的简易食谱

可以随意进食的食物

谷物：尤其是粗粮。

豆类：尤其是大豆及其制品。

蔬菜：尤其是葱头、大蒜等。

菌藻类：如香菇、木耳、海带、紫菜等。

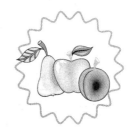

各类瓜果、水果和茶叶。

适当进食的食物

瘦肉：包括瘦的猪肉、牛肉和家禽(去皮)。

鱼类：包括多数河鱼和海鱼。

植物油：包括豆油、菜油、玉米油、红花油、芝麻油等。

奶类：如牛奶、羊奶等。

鸡蛋：每周 2～3 个，高胆固醇血症者应尽量少吃。

少食或忌食的食物

动物脂肪：如猪油、牛油、羊油、鸡油、奶油等。

肥肉：包括猪、牛、羊肉等。

脑、脊髓、内脏。

蛋黄、鱼子。

软体类及贝壳类动物。

烟、酒、糖、巧克力等。

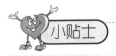

近三成年轻人血管老化

瑞金医院上海市高血压研究所对 960 人的全身血管情况进行了抽样检查,结果显示: 年龄小于 40 岁的人中,28％存在不同程度的血管硬化。如果能对这些人进行早期干预治疗,将能显著降低心脑血管病疾病的发病率。

冠心病患者能长寿吗?

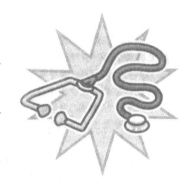

心脏如同一个杯子,患了心肌梗死就如同杯子上出现了一道裂缝,修补后,如果好好保护,杯子照样能正常使用。相反,一个崭新的杯子,如果一时大意跌破、弄碎了,即使刚才还那么漂亮、光洁,但就不能再用了。

而且,冠状动脉循环有很大的潜力,供应心肌的冠状动脉各分支之间犹如纵横交错的河流,平时血液流动主要走"主航道",而一旦冠状动脉一个较大的血管支被阻塞后,血液还可以通过"小河"流动,以保证阻塞血管远端的心肌血液供应,这就叫作冠状动脉的侧支循环。研究证实,麝香保心丸能促进缺血心肌血管新生,建立侧支循环,实现"药物搭桥",从根本上改善心肌缺血。

在医生的指导下进行适量的体育锻炼,注意家庭保健,积极应用药物治疗,冠心病患者是能够长寿的。

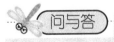

微粒丸制剂比其他丸剂有何优点?

丸剂是传统的中药制剂,在大多数人的概念中,中药丸剂都是"傻、大、黑、粗"的面貌,而且服用量非常大,常常每天 3 次,每次一大把,不仅服用不方便,而且患者普遍反映大量服药对胃有影响。

在提高疗效的基础上减少服用量,是医药界一直奋斗的目标。

中药浓缩丸是在中药蜜丸与水丸的基础上加以改进的一种剂型,疗效有所提高,服药量有所降低,是目前采用较多的一种改良剂型;微粒丸制剂是比浓缩丸更小、服药量更少的制剂,完全改变了中药"傻、大、黑、粗"的面貌,具有安全高效、生物利用度高的特点,但由于微粒丸制剂对药物提纯、制剂技术等要求较高。所以,全国几千家药厂中仅少数几家拥有微粒丸生产技术。

固体药物进入体内需要崩解成小颗粒,小颗粒再崩解或溶解成细粒,才能产生药效。微粒丸比浓缩丸、传统水丸、水蜜丸更易于溶解成细粒,显著促进中药有效成分的溶解,使其显效快、生物利用度高。

微粒丸制剂的优点:①崩解溶化性优,疗效发挥快;②在胃肠道分布面积大,生物利用度高,刺激性小;③受消化道输送食物节律影响小;④表面积小,贮存时受湿、热、空气的影响最小,因而贮存稳定性好,不存在滴丸制剂药物析出的问题;⑤外观光洁,粒度一致。

麝香保心丸是微粒丸制剂吗?

对,麝香保心丸是微粒丸制剂。

麝香保心丸的研发不是一蹴而就的,是由上海市政府组织的医疗、科研、生产三方面结合的攻关协作专家小组,在宋代名方"苏合香丸"的基础上,运用现代的科学技术,经过近 10 年的时间才研发成功的新一代制剂。

为保证药物质量稳定及快速起效,在麝香保心丸的研发过程中,针对麝香保心丸的制剂工艺专门成立了攻关小组,先后选用了传统水丸和蜜丸,在 1976 年,开发出第一个中药滴丸制剂。滴丸制剂虽然起效迅速,但质量较不稳定,为此,攻关小组放弃了滴丸制剂,结合国家保密品种——六神丸的制剂工艺,终于成功开发了独特的麝香保心丸微粒丸制剂。

麝香保心丸的微粒丸制剂,一方面保证了麝香保心丸的快速起效,另一方面保证了麝香保心丸质量稳定,同时麝香保心丸服用量少,每次只需2粒就能有效缓解胸闷、胸痛症状。

麝香保心丸获奖信息

麝香保心丸源于宋代名方"苏合香丸",研发与临床应用30年来,以其疗效肯定、安全经济而成为目前冠心病最常用的治疗药物之一,并赢得了医疗界的肯定,被列为"国家中药保护品种",入选国家基本药物目录,成为国家医

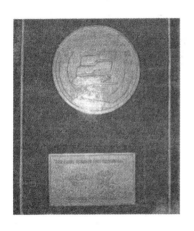

疗保险甲类品种,荣获卫生部中药科学技术进步奖、首届中国中西医结合学会科学技术奖、国家重大新药创制科技重大专项、上海市科学技术进步奖一等奖、上海市国际合作项目(合作方英国剑桥大学)、国家自然科学基金重点项目、国家中药标准化项目、国家工信部中药材基地项目、连续10余年"上海市名牌产品"、上海市专利新产品奖、上海市十大优秀专利产品奖、国家重点新产品等众多荣誉。

东边日出西边雨

"以前无拘无束的生活习惯开始要节制了。"这是老李回到家对老伴说的第一句话。不过，天生乐观的老李也没觉得诊断结果对自己是多么大的打击。"就像医生说的，原本的好杯子裂了一道口子，只要仔仔细细地把这口子修补好，平日里注意点，别让口子再裂开了，杯子照样能盛汤、喝水。"老李告诉老伴，以前习惯吃的夜宵，平日里爱抽两口的烟，要慢慢戒掉了。"人家大夫都说了，冠心病虽然是常见病，但不留神的话，也会要人命的，我想多陪你活两年，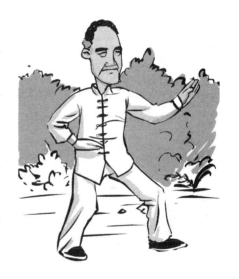所以就要稍稍管管自己的嘴喽。"本来听说老李的病情后挺心焦的老伴，一听老李还是这么乐呵，又下了大决心要治病，心里也稍稍宽慰了一些。老两口花了一下午的时间，按照医生吩咐的各种养生指南，自己又制定了一个生活计划，当天晚上，老李就说到做到，不吃夜宵了，听会儿越剧，早早地上床休息了。

从那以后，老李果真按照"养生指南"制订的生活计划，积极地养起生来。他减少了到单位里帮忙的时间，尽量让自己保持轻松悠闲的生活状态。以前没有早锻炼习惯的他，现在每天早上6点钟起床后，都记得喝一大杯白开水，早饭吃好，稍微休息一下后，就慢慢逛到小区的街心公园去报到，打打太极拳、扭扭秧歌步。同时他也注意，一旦觉得累了，就赶紧停下来歇息，喝点水缓一缓，然后慢慢走回家。

而在饮食上，老李也严格遵守"清淡"的原则。以前还喜欢吃些五花肉、炸鸡腿什么的，现在都"忍痛割爱"，实在嘴馋的时候，老李还学会了"偷梁换柱"，用素鸡代替炸鸡腿，用素肠代替五花肉。有时候老伴心疼他，偶尔想给他"开开荤"，老李也是绝不贪嘴，吃了几口就把筷子放下来了。"病从口入，少吃几口，就可多活两年，这种换算是值得的。"老李对老伴说。

在治疗上，老李除了按照医生的嘱咐，每天3次，每次2粒，按时服用麝香保心丸，出门也把药瓶随身带着，当发生胸闷、气急的时候，一定保持安静并立即服药。碰到一个人独自出门的时候，他每次都会带好药，以及家里的电话号码。同时，为了以防万一，他还在药瓶子上粘了一张纸条，上面写了"本人患有冠心病，如果您发现我昏倒了，请将此药放在我的舌下，谢谢！"

此外，他还自己买了几本冠心病防治的书籍，没事就拿起来研究研究，学到了一些好的养生方法，也赶紧写进"生活计划"中去，有时候从报纸或电视上得知医院有哪位心脏科专家举行健康讲座了，老李也积极地去听讲。

老李还坚持每2个月就到医院复查1次，跟医生交流病情和下一阶段的防治要点。渐渐地，老李明显感觉胸闷、气短的症状减轻了，爬楼梯也渐渐有了力气，他药瓶上粘的那张小纸条，也一次都没派上用场。不过，老李还是告诉自己，症状缓和了也不能掉以轻心，还是按照事先制订好的"生活计划"，健康有序地过日子。

而同样被确诊为冠心病的老王呢？这位大爷可不是很自觉。从医院回来之后，老王愁眉苦脸地对妻子说，自己患上了不治之症，"说不定过几天就没了。"老王一番话，搞得家里顿时愁云惨雾，老两口都闷闷不乐。

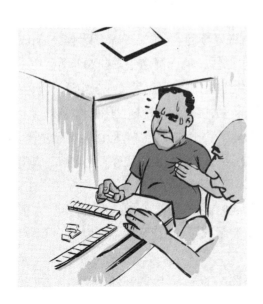

人一不开心，就特别喜欢吃东西，老王完全忘记了医生的嘱咐，喝了不少白酒，又吃了半斤牛肉、花生，抽了两支烟，这才上床去。当天晚上也是睡不着觉，翻来覆去的，后来好不容易迷迷糊糊睡着了，却频频开始做起噩梦来。

这以后，老王也根据医生的吩

咐按时吃药,过了2个月,果然觉得好多了。"胸也不闷了,气儿也顺多了,"老王这才开心起来,他对女儿说,自己的病完全好了,"原来冠心病也不是那么可怕的嘛。"而且,自从病症好起来后,老王好像觉得不管什么毛病都没什么好怕的。"病一来,吃几天药就是了。"尽管和老李碰头时,对方总会提醒他一定要注意,但是老王还是没当回事,他嘴上说好,但心里却暗暗想,老李这么注意,不也跟我一样天天吃药控制吗?!

打那以后,老王就渐渐放松了警惕,也不按规律运动,睡觉也不定时,有时候晚上看电影频道,碰到自己喜欢的悬疑片,也会像年轻人一样,熬到半夜一两点。同时,饮食也不节制了,油腻的食物啊,高度的白酒啊,都往嘴里送,爱吃什么吃什么。兴致一来还会约上几个老牌友,麻将一打就是半天。完全忘记了自己的病症。

结果有一天,老王正在麻将桌上为对家出错一张牌而激动不已的时候,突然胸口又开始发闷,只感觉特别没有力气,脑门上也开始冒汗,呼吸急促起来,老王这才感觉大事不妙,幸好随身还带着药,马上舌下含服4粒麝香保心丸才稍稍缓过来,大家一看他这个样子也不敢和他打牌了,纷纷劝他马上去医院看病,老王还不以为然地说:"没事,我有保心丸,不怕。"

专家点评

种瓜得瓜,种豆得豆

　　老李和老王虽然同时得了冠心病,同样用药治疗,但他们对待疾病的态度是完全不同的。

　　老李能认真对待,冠心病并不可怕,但不能掉以轻心,能积极地调整好心态,遵照医嘱,按时用药,即使症状缓解,病情好转仍坚持用药,同时积极地对待生活,控制饮食,改掉不良的生活习惯,制订适合自己身体状况的生活计划,健康有序地生活,这样不但使冠心病得到有效的控制,同时提高了退休后的生活质量,保证了家庭的幸福。

　　相比之下,老王对疾病的态度是不可取的。每个人,尤其老年人,不可能不生病,但有了病必须正

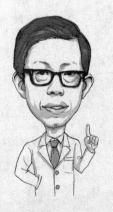

广州中山大学附属
第一医院　曾
群英教授

确对待,在精神上不能太紧张。"既来之,则安之"。但也不能"听之任之",症状稍减轻就放松警惕,不能坚持服药及控制饮食,在生活习惯上不能节制,其结果只能使冠心病在原来的基础上加重。得了冠心病并不可怕,正确的药物治疗及健康的生活方式(包括饮食、适当运动、减肥等)是必需的,而坚持服药是控制病情的最佳手段。

老李和老王所服用的麝香保心丸不同于硝酸酯类药物,长期应用不会产生耐药性及依赖性。麝香保心丸是一种长期服用才能发挥更大作用的药物,日常服用麝香保心丸在体内保持较低的浓度,可以缓解血管痉挛、保护血管内皮、抑制动脉粥样硬化,起到保护血管、预防心绞痛发生的作用,在血管保护的基础上,血管对于药物的扩张反应才能保持正常,急救时只要加大剂量,效果其实更好。长期规则地使用麝香保心丸,往往起到事半功倍的效果。

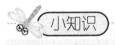 小知识

一二三四五六七

冠心病预防中饮食控制相当重要,现在好多疾病都与不合理饮食有关。

合理膳食要牢记,一二三四五六七;

一袋牛奶二两米,三份蛋白四句话;

五百克菜六克盐,七杯开水喝到底。

(1) 每天 1 袋牛奶或豆奶。

(2) 每顿饭 100 g 主食,每天 300 g 到 500 g。

(3) 每天 3 份高蛋白食物(50 g 瘦肉,或 25 g 黄豆,或 100 g 豆腐,或 1 个鸡蛋等)。

(4) 记住 4 句话:"有粗有细,不甜不咸,三四五顿,七八分饱"。

(5) 每天 500 g 新鲜蔬菜水果,以绿色、红色和黄色蔬菜为宜。

(6) 每天盐的摄入量以 6 g 为宜。

(7) 每天喝 7 杯水(1 杯 200 ml)。

注：1 两 = 50 g

　　1 斤 = 500 g

饮食新观念

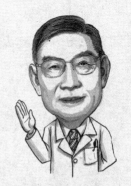

可能和大家固有的健康观念不同，我赞成老年人要适当放宽饮食，这可以归结为一个"杂"字，就是什么都吃一点儿。有不少老年人为了追求健康，排斥一切含有油脂和胆固醇的食物，甚至有不少人只吃素食，拒绝所有肉制食品。其实，这是陷入了健康误区，会造成营养不良、抵抗力下降，一旦受到外界气温或病菌的影响，就容易患病，并且很难康复。为了预防、控制心血管疾病，我们的确应该注意油脂和胆固醇的摄入量，但常见的动脉硬化病变最需要防护的时期是 40～60 岁期间，这段时期的饮食就需要严格控制。而 70 多岁的老年人

复旦大学附属
华山医院　戴瑞鸿教授

大多是退行性病变，所以不必过于严格，一大把年纪整天只吃些豆芽菜多冤啊，有些老人甚至还得了营养不良和贫血，那实在是太不值得了。

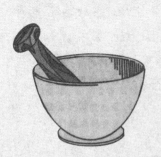

虾蟹、肉类、油脂，包括动物内脏，对老年人来说都不是毒药，只要适度、适量，偶尔尝尝大可不必担心。其实，老年人退休在家除了看看电视、读读报刊，每天的饮食也是一大乐趣。中国的饮食真正称得上是一种文化，其中内容极为丰富，如果能把饮食调理得当，对人的心情也会产生积极的影响。

心脏功能分级

Ⅰ级：

虽有冠心病，但活动不受限制。日常生活中无明显疲劳、心悸、气短、心绞痛。

Ⅱ级：

有冠心病，活动稍受限制。安静和轻度活动时无症状，稍做剧烈运动会发生疲劳、心悸、气短、心绞痛。

Ⅲ级：

有冠心病，对活动有明显的限制。安静时无症状，进行较轻的日常活动时发生疲劳、心悸、气短、心绞痛。

Ⅳ级：

有冠心病，不能进行任何活动，安静时也会发生心功能不全和心绞痛。

冠心病重在早防早治，血管老化是不断发生发展的，如果不注意积极治疗，冠心病会越来越严重。

冠心病症状消失仍需坚持服药

同高血压一样，冠心病也是一种慢性病，它不是一下子形成的，也不是一下子能根除的。它是由于血管内皮细胞长期受高血压、高血脂等多种危险因素危害而逐步导致动脉粥样硬化，致使心肌缺血引起胸闷、胸痛等症状。动脉粥样硬化及其狭窄是一个不断发展的过程，患者症状减轻或消失并不表示患者的动脉粥样硬化已经根除，如果此时未听取医生建议而擅自停药的话，很有可能在劳累或情绪激动时诱发冠心病，使冠心病的病情更加严重，甚至引发心肌梗死等严重心脏事件。

报道媒体：文汇报

报道日期：2006 年 3 月 8 日

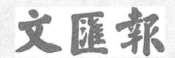

冠心病二级预防与药物搭桥

中国是一个具有5 000多年历史及丰富文化底蕴的国家,其中中医药更是一个伟大的宝库。中医药在治疗缺血性疾病方面的研究起源久远,取得了显著的成效。复旦大学附属华山医院较早地进行了血管新生方面的研究,如以戴瑞鸿、范维琥等心血管专家领导的科研组就针对麝香保心丸促进治疗性血管新生进行了系列研究,基础研究发现麝香保心丸具有明显的促进治疗性血管新生作用;临床研究提示:长期服用麝香保心丸,可明显改善缺血心肌血液供应,降低心绞痛的发生率,显著减少心肌梗死等心血管危险事件的发生,今年初荣获首届中国中西医结合学会科学技术奖,这是唯一一个药物研究的获奖项目。

冠心病患者的"二级预防"相当重要,心脏有病不能等到发作时才去医院,平时就要坚持服药,才是控制病情的最佳手段。药物搭桥的发现将在冠心病预防治疗中发挥更大的作用。

中医药防治冠心病

冠心病是多种危险因素综合作用的结果。病程从内皮细胞损伤、血脂质在血管壁沉积、冠状动脉粥样硬化开始,发展到血管腔狭窄、血管阻塞有一个很长的过程。当患者已经出现明显症状时,冠状动脉的病变已经进展到相当严重的阶段了。

冠心病是一种慢性病,需要早期、长期治疗。中医药在冠心病防治方面具有不可替代的优势,长期用药对药物的安全性提出更高的要求,西药着重用特定成分治疗特定疾病,却不能有效预防药物带来的不良反应,中医药因其独特疗效和低不良反应等优点,为人们越来越重视和青睐。

传统中药麝香保心丸与心内科广泛应用的西药硝酸甘油相比,它有不少优势:

(1)它可以作为预防和治疗药物,硝酸甘油只作为治疗用。

(2)它相对比较稳定,而光、热和摔打等会影响硝酸甘油的药效。

（3）它作用的范围更广，对于瓣膜狭窄性疾病、低血压状态、肥厚型梗阻型心肌病等情况，硝酸甘油是不合适服用甚至禁忌的，而麝香保心丸的使用不受限制。

（4）硝酸甘油使用频繁会产生耐药性，而麝香保心丸不存在这种情况。

（5）某些患者使用硝酸甘油会出现头痛和心动过速等不良反应，麝香保心丸则不会。

因为硝酸甘油仅用于治疗，因此，在预防心脏病发作方面，麝香保心丸是首选的。心脏病患者上飞机前，爬山、远行等活动前，在观看球赛或参加演讲等容易激动的活动前，服用麝香保心丸能有效地避免或者缓解心脏病发作。

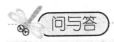
问与答

麝香保心丸如何服用？

胸闷、心绞痛发作时，用麝香保心丸2～4粒舌下含服，能快速缓解症状。

平时防治冠心病，可每天3次，每次2粒，口服或含服，3个月以上疗程治疗。

如果有心肌梗死发作史或者频繁心绞痛发作，需连续服用1年以上。

如有胃肠道反应的患者可采用舌下含服法或饭后服用；对舌唇麻木感患者可采用口服的方法。

王爷爷的"救命稻草"

转眼到了夏天,有些发福的老王开始觉得肥胖真是不舒服,稍微走几步就汗流浃背,而且全身还长了不少痱子。因此,老王决定开始减肥。"医生不是说,冠心病患者也要注意控制体重吗?这次正好一举两得。"于是,老王从以前的"四体不勤",突然开始了很大的运动量。

第一天开始锻炼,老王就顶着大太阳,在小区里足足跑了两圈,跑得面红耳赤、大汗淋漓。回到家,老王第一件事就是打开淋浴器,准备冲凉,他又习惯性地将水温调到了"稍热"档。

正当老王一边哼着小曲,一边拿着毛巾准备搓背的时候,状况又发生了!蒸汽弥漫在浴室里,老王又开始觉得胸闷得紧,和以往不同,这次显得更为严重,几乎都透不过气来,心也开始慌得很厉害。老王用手握住脖子,想深呼吸几口气,却怎么也使不上劲来,他觉得越来越难受,就好像武侠片情景,在一个空气越来越少、空间越来越小的密室里,非常难受。突然,老王觉得眼前一黑,昏倒在浴室里。

幸好,这个时候老伴和女儿同时回来了,刚打开门就听到浴室里"扑通"一声响,两人急忙冲到浴室里,打开门在弥漫的蒸汽中发现了晕倒在地上的老王,而莲蓬头还在流出滚烫的热水。两人赶紧把老王扶出浴室,平放在沙发上,一边往老王舌下塞了4粒麝香保心丸,一边立刻拨打"120"急救电话。15分钟后,救护车呼啸着把老王送进了医院。

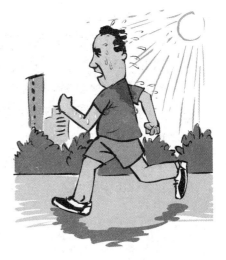

由于抢救及时,老王最后摆脱了生命危险,不过医生却告诉他和家属,由于老王平时不注意保健养生,他的冠心病已经开始恶化,冠状动脉也严重狭窄。医生建议在老王心脏内血管狭窄的部位放置金属支架,利用金属支架的机械弹性,维持血管的通畅,保障心肌的供血供氧。

似乎也没有别的方法了,老王只好同意。他被推进了手术室,安装了支架。手术很成功,过后老王的病情很快就缓和了,半个月后,老王出院了。临出院之前,医生再三叮嘱,支架对于冠心病并不是万能的。"因为介入治疗只是解决了狭窄节段的局部问题,但是其他部位的血管还可能由于动脉粥样硬化病变发展而产生新的狭窄。如果再次发生,就更麻烦了。所以您千万还是要注意坚持药物治疗,更重要的是,平常一定要注意健康的生活方式。"医生又把老王和老李第一次进医院时嘱咐的"养生指南",仔细地跟老王讲了一遍。

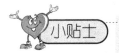
小贴士

麝香保心丸特点

品牌卓越

国家中药保护品种,国家基本医疗保险甲类品种,荣获众多国家级奖项,研发应用超过30年的品牌中成药。

安全方便

超过5 000万患者使用,安全性好,禁忌证少,每次仅需服用2粒。

作用明确

保护血管,重点作用于冠脉,长期服用抑制动脉粥样硬化,促进心脏"自身搭桥",从根本上改善心肌缺血。

起效迅速

最快30秒起效,83.4%的患者5分钟内改善症状,是针对胸闷、胸痛起效最快的中成药。

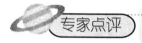

专家点评

冠心病患者需要合理运动

炎热的夏季,很容易成为心血管疾病患者的"多事之夏",每年当温度在32℃以上的时段内,总会出现中老年人心脑血管病的发病高峰,高温特别容易诱发心肌梗死和脑卒中。

高温导致人体皮肤血管扩张,皮下血液循环的血流量是正常时血流量的3～4倍,这种超常的血液循环,不仅可致血压升高,而且造成心脏及大脑相对缺血,这将加重心脑血管硬化患者心脏和大脑的负担。

在夏季,冠心病患者不能进行需要屏气、突然用力的运动及竞争性较强或导致情绪紧张、激动的运动,应避免出汗过多,以免造成血液黏稠度增加,血液供应不畅,诱发心脑血管疾病。

同时,运动结束后不能立即进行冲凉,避免血管突然受凉收缩造成心肌梗死甚至猝死;洗热水澡时应适当开窗透气,以免室内闷热缺氧,诱发心血管疾病。

在夏季,冠心病患者及有高危因素的患者应当尤其注意,可以在运动及其他可能诱发冠心病的情况下预先服用一些预防冠心病发作的药物,如硝酸酯类药物及麝香保心丸等,能够改善心肌缺血,避免冠心病心绞痛的发作,降低心肌梗死等严重心脏事件的发生率。同时,长期服用麝香保心丸能促进缺血心肌血管新生,实现心脏"药物自身搭桥",从根本上改善心肌缺血,减少冠心病发作的可能。

(北京医科大学第三医院 郭静萱 教授)

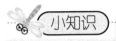 小知识

冠心病患者如何健身

适当的运动形式

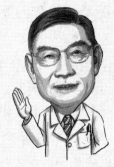

冠心病患者进行任何健身运动前都应该向医生咨询,听取医生根据检查结果做出的建议。可结合身体情况和原来体力活动习惯进行,对中老年人最安全、最有效的就是有氧运动,也就是运动量不大但时间相对比较长的运动,比如快步行走、拳操、慢跑、骑自行车、游泳、爬山等都是很好的选择。尽量选择能舒缓情绪的运动,不必刻意追求运动技巧的完美,能够达到一定的运动量和心情舒畅即可。

复旦大学附属
华山医院 戴瑞鸿教授

动作幅度不宜过大,如拉单杠引体向上、俯卧撑等需要屏气、突然用力的运动,以及竞争性较强或导致情绪紧张、激动等运动,都不适合冠心病患者。在运动中还要特别注意预防意外的跌伤、碰伤,夏天避免出汗过多,冬天避免温差太大,还应避免单独运动或到偏僻的地方运动,以免出现意外而不能及时获得帮助。

适当的运动量

可以进行运动锻炼的患者,应掌握适当的运动量,运动量的衡量有很多专业的方法,对于不同患者的身体状况、心功能状况做出建议。可以参考安全心率(运动时心率不超过安全心率的60%),但是有些情况,如病态窦房结综合征的患者,基础心率本身就非常低,单纯参考公式计算的安全心率并不能真正反映运动时的心脏负荷。所以掌握运动量的关键一定是以患者自我感觉身心舒畅、不过度疲惫为准,这一点也是冠心病患者在进行运动的过程中最基本的原则。

运动中要注意逐渐增加运动量,到最大运动量后再逐渐恢复到安静状态。第一就是充分热身,做些肢体的伸展活动、体操、深呼吸等,时

间在 5～10 分钟。第二就是运动量的递增。最后是运动后的身体调整：深呼吸、步行 15 分钟左右,让心率恢复到安静状态的水平。

适当的运动时间

运动不一定都要在清晨进行,特别是刚起床时是容易出现意外的危险期,不宜立即进行运动,可以先走动走动,做些简单的家务,等到人"精神起来"后再进行运动。每次运动不要超过 30 分钟。想运动时间长点儿的人,可以采用分段运动,如上午 9 点钟慢跑 20 分钟,下午 4 点钟骑自行车 20 分钟,晚上 7 点散步 20 分钟,同样能够达到健身的效果。运动频率每周要保持 3～5 次,若低于 3 次则达不到运动量。

警惕运动中出现的胸闷、胸痛

冠心病患者冠状动脉有粥样硬化,血管的舒张能力不强,加上冠状动脉部分区域狭窄,对心脏的供血相对不足,如果在运动中出现胸闷、胸痛、憋气、头晕、心跳加快等不适症状,应立即停止活动,减少心肌耗氧量,同时服用随身携带的硝酸甘油片、麝香保心丸等药品,并及时去医院就诊。

运动健身不能代替药物治疗

适度运动,可大大降低患心血管疾病的风险,但运动健身不能代替药物治疗,冠心病患者不能以为病情稳定或好转就停药,应该定期复查疾病情况、血压、血脂、血糖、心电图等,根据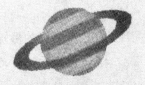
结果可以对药物进行调整。抗凝药、降脂药、降压药是治疗冠心病最常用的药物,并且都有很强的针对性,这些药物治疗都应该规则并坚持。对于进行运动健身的冠心病患者来说,麝香保心丸是非常好的选择,可以在平时长期使用,能起到有效保护冠状动脉、促进心脏"自身搭桥"的作用,在运动前含服,能扩张冠状动脉,增强运动时的心肌血供,一方面预防心肌缺血,另一方面使得运动健身的效果更好。

三个"半分钟"

医学界认为,心脑血管疾病是可以预防的,如果采取有效措施,至少可以使50%的心脑血管疾病患者免于猝死,措施之一就是简单易行的"三个'半分钟'"。

"三个'半分钟'"就是夜间醒来后,继续平卧半分钟,再在床上坐半分钟,然后双腿下垂于床沿坐半分钟,最后再下地。

这是因为,临床上脑血栓、脑溢血、心脏猝死等常发生在夜间,24小时心电监测亦显示,许多患者白天心跳都很平稳,唯独夜间有几次大的波动,大多发生在夜间起床时,由于体位的突然变化,造成心脑血管供血不足,特别是老年人神经调节慢,更容易发生危险。而防止夜间出问题最简单、可靠的方法就是做到"三个'半分钟'"。

麝香保心丸全面保护血管

对血脂的调节作用

低密度脂蛋白一直被认为是首要的致动脉粥样硬化因子,胆固醇水平每降低10%,冠心病的发生率将降低15%。事实证明,无论是通过药物还是饮食控制,对降低胆固醇水平都是有益的。临床及基础研究发现:麝香保心丸能降低总胆固醇及低密度脂蛋白水平,阻遏动脉粥样硬化进展。

对血管内皮的保护作用

内皮损伤被认为是动脉粥样硬化的启动因素,血浆内的脂质成分通过内皮间隙进入内膜,动脉粥样硬化逐步发展。动脉内膜结构的完整性是维持正常动脉功能的主要因素,内皮完整性被破坏是动脉粥样硬化的最早表现。麝香保心丸用药后保护内皮细胞,阻遏动脉粥样硬化进展。

抑制血管壁炎症

动脉壁炎症的发生是动脉粥样硬化最重要的致病因素,麝香保心丸能有效抑制动脉壁炎症反应,阻遏动脉粥样硬化进展。

稳定易损斑块的作用

动脉粥样硬化斑块破裂,导致血栓形成,是造成急性心肌缺血的最主要原因。容易发生破裂的易损斑块局部有较多炎性细胞浸润,麝香保心丸能有效地抑制这种炎性介质的分泌和表达,使容易发生破裂的粥样斑块得到稳定,从而保护血管。

麝香保心丸对于血管的保护作用是多方面的,由对血脂的调节、内皮细胞的保护,到抑制炎症反应、稳定动脉粥样斑块,贯穿整个疾病发生的全过程。尽管麝香保心丸对于疾病发展的各阶段均有保护作用,但每天3次,每次2粒,早期、长期的服用效果应当更好。

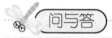 问与答

心肌梗死的家庭急救要注意什么?

首先,设法请急救医生来诊,拨打"120"求救。

然后,做初步急救。先就地平卧,即使倒在地上也不要"好心"地非要搬上床。

再给患者舌下含服麝香保心丸、硝酸甘油片或吸入亚硝酸异戊酯等。

有条件的(如家里常备有氧气袋的)要先给吸氧。

若急救医生来诊有困难,或根本不可能请到,要在患者经过安静休息、无明显休克表现、脉搏跳动次数和节律均正常时,再设法转送医院。途中避免不必要的搬动。

冠心病心绞痛发病有无季节性?

冠心病在全年都有可能发病,但寒冷、梅雨、高温等气候异常的情况下更易引发。

通常每年3月至4月,12月至次年1月为冠心病心绞痛、心肌梗死的发病高峰,因为此时气温变化大,易引发冠心病心绞痛。

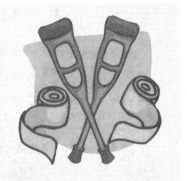

南方地区5月至7月是黄梅雨季,空气闷湿、气压低,也容易发生胸闷、胸痛等症状。

6月至9月高温季节使用空调时,由于室内外温差大、空气流通较差,老年冠心病患者往往会诱发冠心病。

老王的"二进宫"

  支架装好出院后一段时间，老王还记得严格按照医生的嘱咐"乖乖地"执行。在家人的严格监督下，按时吃药、注意锻炼方式，不再频繁地洗热水澡，同时也不那么贪食油腻食物了，打麻将的时间也少了很多，这样过了半年，冠心病和老王果然"相安无事"，症状有所缓解，胸闷、气短的现象比以前少了很多。老伴和女儿那颗悬着的心，这才慢慢放到了肚子里。

  但是，老王似乎是"好了伤疤忘了痛"，到了第二年，他又开始不自觉了。"反正装了支架，血管就不堵了。我也就不用担心了。药也不用吃了吧！"，这段时间，正好女儿已经找好了对象，准备结婚，为女儿筹备嫁妆的老王，开始计划起省钱。"虽说这药也不是大价钱，但每天吃总还是一笔开销，省下一点是一点吧！"，于是老王自作主张，竟然把药给减量了。有的时候，感觉没什么异样，就干脆不吃药。直到感觉又不舒服了，才赶紧把药补上。

  一开始倒没觉得什么，但其实老王不知道，自己的病情正在恶化中，就这样一直拖到了冬天，有一天，天气特别冷，老王从外面回家，正在爬楼梯时，冠心病又犯了，他当场晕倒，幸好身上穿得多，才没有伤筋断骨。那天正好老李从外面买完菜回来，看到瘫倒在楼梯口的老王，赶紧打电话叫救护车，就这样，一年半以后，老王再次被紧急送进了医院。

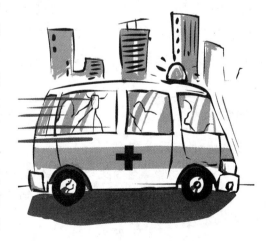

  经过抢救，老王再次苏醒过来。医生说，再晚些送来，老王可能就有生命危险了。"这几天寒

流来袭,冠心病发作的人特别多,我们的床位都满了。"医生说。

同时,医生还告诉了老王及其家属一个坏消息,由于老王没有坚持使用药物治疗,他的心脏里支架以外部位的血管,又发生了动脉粥样硬化的症状,而且这次更加严重,不得不再次装支架。说到这里,医生有些生气,"您老为什么就是那么固执呢?生命是自己的,你应该比任何人都要珍惜。真的要是因为自己不注意给耽误了,那就太不值了!"医生用责怪的语气对老王说,"上次就告诉过你,装好支架也不是一劳永逸的,不注意的话,血管还是会再堵的。所以上次就告诉你,需要坚持药物治疗。你看,麝香保心丸这么便宜的药,一个月才100来块钱,又是医保的,比你装个支架好几万要便宜多了,你也要算算这笔账?!"

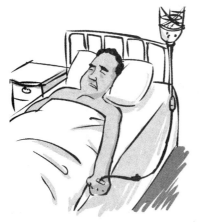

这时,老王才悔不当初,看着送自己到医院又几次前来探望的"老大哥"老李,思绪万千。想想当初两个人同时被诊断是冠心病,老李还比自己年纪大。可人家注意治疗,积极配合医生的治疗,现在身体好得跟没事人似的。而自己,却老是自以为是,弄成了现在这副病恹恹的样子。"还想帮女儿准备嫁妆,到时候能不能熬到她的婚礼,还要看造化了。"

看着老王悔恨交加的表情,老李也挺着急,不过他也看出来了,这次老王真的是吸取教训了。于是老李坐在病床边,把自己几年来防病、治病的心得和盘托出,告诉给老王。从吃什么,到怎么运动、怎么养生,都与老王一一交流。而这回,老王也是认真地记了下来,一句句地听到了心里。

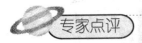专家点评

防止介入后再狭窄

冠心病形成是冠状动脉病变的过程,是一个进行性的、长期的过程,随着年龄的增加,冠状动脉病变的过程会加速。

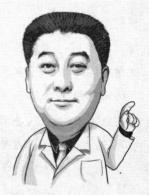

山东大学齐鲁医院
高海青教授

冠心病的介入治疗，是指通过外周动脉，将细而柔软的操作导管引入心脏的冠状动脉，使用特殊的器械扩张狭窄的血管，并在血管狭窄部位放置金属支架，利用金属支架的机械弹性，维持血管的通畅，主要用于冠状动脉严重阻塞的患者（一般动脉狭窄超过80％）。随着导管技术、术者经验、影像支持设备的进步，介入治疗的早期效果得到很大的改观，成功率超过90％。但是，介入治疗也面临重大的挑战——再狭窄，也就是俗话说的"血管又堵了"，这种情况往往是由于支架部位的血管内膜增生和重塑引起。同时，介入治疗只是解决了狭窄节段的局部问题，其他部位的血管还可能由于动脉粥样硬化病变发展而产生新的狭窄，这使得部分患者在一段时间后可能会面临再次介入治疗。所以，介入治疗后并非一劳永逸，仍需坚持药物治疗，一方面要防止血管再狭窄，另一方面要保护其他节段血管，抑制动脉粥样硬化的发展。

麝香保心丸是治疗冠心病的常用药物，具有保护血管、促进血管新生、改善心肌缺血的作用，令人振奋的是，研究发现，麝香保心丸在防止介入治疗后的血管再狭窄方面可起到有益的作用：

首先，麝香保心丸可有效抑制血管内膜增生。介入治疗过程中，导管、球囊、支架的机械挤压刺激，会导致血管内膜的损伤，内膜增生是对这种损伤的一种普遍反应，也是造成再狭窄最主要的原因。在研究中观察到，从介入治疗开始之前就服用麝香保心丸保护血管，维持到术后几个月，血管内膜的增生受到明显抑制，其原理在于麝香保心丸可以抑制介入治疗损伤造成的炎症反应，使得血管壁的细胞增殖、胶原增生减弱，这样，血管内膜增厚、发生再狭窄的情况也得到了控制，可以有效地保持冠状动脉血流的通畅。

其次，麝香保心丸可以保护血管内皮，阻遏动脉粥样硬化进展。前面提到,介入治疗是针对狭窄节段局部的治疗措施,对于其他没有放支架的血管来说,要采取积极的措施,防止这些部位的血管发生动脉粥样硬化斑块的增大,引起管腔狭窄,造成心肌供血不足和冠心病恶化。早年的研究就已经证实:麝香保心丸通过保护血管内皮,减少血液中的脂质在血管壁的沉积,使血管壁上的动脉粥样硬化斑块稳定,不再增大或破裂,起到维护整体血管通畅、防止出现新的狭窄的作用。

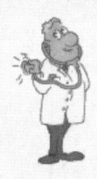

在临床治疗中,严重的冠心病患者在常规治疗的基础上加用麝香保心丸,经过一段时间后发现,患者心肌血供改善,心功能得到提高,需要进行介入治疗的比例明显减少。另一方面,冠心病患者介入治疗后,只要通过合理使用抗血小板、调脂等药物,并加用麝香保心丸,可以使再狭窄率降低,维持血管通畅,使介入治疗的效果更好、更长。

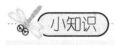 小知识

为何冠心病发病率居高不下?

随着社会的发展,各项医疗技术水平明显提高,但我国的冠心病发病率、住院率为何也明显增高呢?

冠心病发病率上升除与人口老龄化、生活节奏加快、精神压力大、工作紧张等因素有关外,与一部分人对冠心病"重治疗、轻预防"有关。

冠心病是社区中老年人群最常见的慢性疾病之一,由于其病程长,无急性发作时对日常生活影响不大,而硝酸酯类药物通常可有效控制发作时的胸闷、胸痛,致使很多患者容易掉以轻心,药物治疗不规则、依从性差,导致很多冠心病患者的疾病病理进展得不到很好的控制,从而导致高住院率及高病死率。

冠心病治疗重在早防早治,二级预防即防止冠心病的加重及并发症的发生,对冠心病患者更为重要。心脏有病不能等到发作时才去医院,平时就要坚持服药。只有常服药,才是控制病情的最佳手段。长期服用麝香保心丸,可明显促进血管新生,改善缺血心肌血液供应,降低心绞痛的发生率,显著减少心肌梗死等心血管危险事件的发生。

冠心病要全面防治

冠心病是多种危险因素综合作用的结果。所以冠心病的防治应该从早期开始并且坚持整个病程,才能够有效控制冠心病的进展。这就是全面防治的概念。全面防治的内容包括坚持健康的生活方式及药物治疗等。

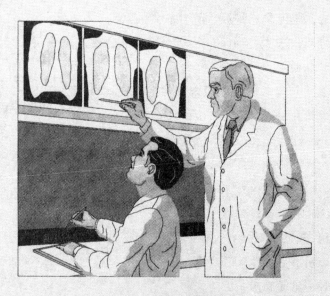

坚持健康的生活方式是冠心病防治的前提

保持清淡饮食(低脂、低糖、低盐、高纤维)、适当体力活动、戒烟等,是控制高血压、高血脂、高血糖,也是防治冠心病的最基本和有效的办法之一。

药物治疗是冠心病治疗的基本手段

正确的用药方法:一是尽早,二是规则,三是长期坚持。尽早用药,才能把疾病控制在早期阶段或发现疾病的阶段,使药物治疗达到最佳效果。规则用药使身体内的药物浓度保持在有效水平,才能稳定地起到治疗作用。如果自行断断续续用药,不仅会使血药浓度大起大落,起不到治疗作用,还可能产生不良后果。对于冠心病等慢性疾病,只有坚持长期用药才可能稳定病情或延缓发展,可以选择适合的药物品种并且及时调整,使不良反应减少到最低程度。

冠心病治疗的药物中,麝香保心丸由于安全性高、疗效显著,越来越被广大的医生和患者认可。

冠心病早防早治六字诀

冠心病早防早治重在预防,而不同的情况又有不同的预防方法,可以用六个字来归纳,即"必要、间歇、长期"。

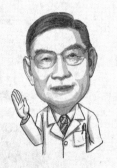

复旦大学附属
华山医院
戴瑞鸿教授

必要 可以从两个方面来理解:第一,假如你平时有过胸闷、气急的症状,而你又要从事强度较大的运动,如登楼梯、爬山、乘飞机,或者到人群拥挤的地方,如在拥挤的公共汽车、商场里,或情绪紧张、激动时,如打麻将、与人吵架等,这时候一定要预防胸闷、心绞痛发作,以防胸闷、心绞痛发件。第二,当你发生胸闷、气急的时候,一定要保持安静并立即服药。可以用麝香保心丸每次2~4粒,舌下含服,如症状不缓解则可以在5分钟内重复服用一次。

间歇 假如你平时有胸闷、心绞痛症状或者你是高气急血压、糖尿病患者,当天气变化时你会发觉胸闷、心绞痛症状加重了,血压也升高了,而这时候医院的门急诊患者也会大大增加,心绞痛、心肌梗死的概率明显上升。特别是在秋、冬、春季天气寒冷或季节变化时,我们需要预防性地服用药物来避免心绞痛以及心肌梗死的发作,减少高血压、糖尿病及其严重并发症的发生。这就是间歇服用,一般至少 3 个月。

长期 如果你有心肌梗死症状或发作史,有长期心绞痛发作史,或者高血压、糖尿病患者伴有的胸闷、气急症状,就应该长期服用药物来避免心绞痛以及心肌梗死的发作,避免或减少其他严重心脏事件的发生。

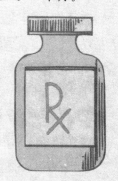

冠心病是一种慢性病,需要长期服药甚至终身服药,患者需要在医生的指导下合理用药。所以,所用药物除了疗效好以外,还必须携带方便,不良反应小,而中成药麝香保心丸就符合以上要求。

麝香保心丸用药方法

服药方式	必要预防、急救	间歇 3 个月疗程	长期至少 1 年以上
使用人群	(1) 胸闷、心绞痛急性发作时。 (2) 年长者在爬山、登楼、乘飞机等运动超负荷或情绪激动情况下。	(1) 有胸闷、心绞痛发作史。 (2) 冠心病合并高血压、高血脂、糖尿病、脑血管疾病患者(尤其在冬春、夏秋季节交替时)。	(1) 有心肌梗死发作史。 (2) 有长期、频繁心绞痛发作史。
服药方法	2~4 粒,舌下即刻含服。 胸闷、气急等症状未缓解可以在 5 分钟内重复服用 1 次。	1 日 3 次,每次 2 粒,舌下含服或口服。 极小部分有胃肠道反应者,建议饭后服用或舌下含服。	1 日 3 次,每次 2 粒,舌下含服或口服。 极小部分有胃肠道反应者,建议饭后服用或舌下含服。
用药疗程	即刻服用。	服用 3 个月以上。	至少服用 1 年以上。

长期服用麝香保心丸不影响急救效果

　　麝香保心丸长期以来作为一种治疗冠心病的有效药物,临床上已得到广泛应用。对缓解心绞痛症状、治疗心肌缺血效果显著,并能提高冠心病患者的生活质量,减少心血管危险事件的发生。可能是由于麝香保心丸缓解胸闷、胸痛症状迅速,很多人把它当作急救药,不敢长期服用,怕长期服用会影响急救时的效果,这是一个用药误区。

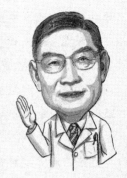

复旦大学附属
华山医院
戴瑞鸿教授

　　麝香保心丸是中成药,不同于许多西药,长期服用后不会产生耐药性及依赖性,不会影响急救效果。

　　日常服用麝香保心丸在体内保持较低的浓度,主要利用麝香保心丸保护血管内皮、抑制动脉粥样硬化及血管新生等作用,起到保护血管、预防心绞痛发生的作用。

　　急救时主要是利用麝香保心丸迅速扩张冠状动脉的作用来快速缓解心肌的缺血和缺氧状态,缓解胸闷、心绞痛症状。可以在症状发作时舌下含服 2~4 粒麝香保心丸,若胸闷、气急等症状未缓解,可以在 5 分钟内重复服用 1 次。

　　在日常服用麝香保心丸保护血管的基础上,血管对于药物的扩张反应才能保持正常,急救时再舌下含服麝香保心丸,效果其实更好。长期规则地使用麝香保心丸,往往起到事半功倍的效果。

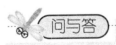 问与答

如果目前没有心绞痛发作,能否服用麝香保心丸?

　　冠心病是"人类第一杀手",其发病率高,致残、致死率高。冠心病的发展过程为:内皮受损→动脉粥样硬化→胸闷、心绞痛→心肌梗死→

心脏猝死。

如果平时有胸闷、心绞痛症状，即使目前没有心绞痛发作，也可以服用麝香保心丸以预防心绞痛的发作，延缓冠心病发展进程。目前，大多数冠心病患者已经认识到长期服药是关键，预防性服药要比发作时服药对心脏更具保护作用。对于冠心病来说，预防发作比发作时治疗更有意义。

麝香保心丸最长能服用多久？

麝香保心丸是标本兼治的良药，不仅能迅速缓解胸闷、胸痛症状，长期服用更能保护血管，防止动脉老化，能够促进缺血心肌血管新生，实现心脏"自身搭桥"。

53例在常规用药的基础上加服麝香保心丸的患者，持续7年以上后发现：心脏、脑血管、肾脏完好率分别比没有加用麝香保心丸的患者高26.8%、8.5%、20.6%，说明麝香保心丸对心脏、脑血管、肾脏有非常好的保护作用。

28例心肌梗死后长期应用麝香保心丸的患者，随访已5~12年以上，平均6.69年，在防治心绞痛发作、心肌梗死再发、心功能改善、生活质量提高、延长生存率和降低病死率方面明显优于临服或不长期应用麝香保心丸的对照组。

麝香保心丸是研发与临床应用超过30年的经典老药，安全性高，适合长期服用。

完美人生路

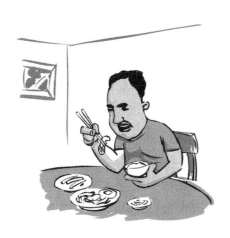

第二次出院后，老王真正下定了决心，一定要坚持服药，同时还要保持健康的生活方式。为此，他还特地好几次到老李家里，把老李的"养生计划"给抄了回来。回家后还研究起了自己的"特色"。"我比老李胖，所以还要比他更注意控制饮食。"从那以后，老王就很少吃油腻的东西了，以前不爱吃的蔬菜和水果，现在也成了老王家餐桌上的"常客"，"反正就当药吃呗，味道还比药好多了。"老王笑着对女儿说。

而和老王一起生活了几十年的老伴最近也慢慢发现，老王以前固执的"牛脾气"也收敛了不少。遇到矛盾也不再气呼呼了，而是大事化小、小事化了。老伴笑着问老王怎么"转性"了，老王认真地回答道："都是一些芝麻绿豆大的事情，气坏了身体多不值得，退一步海阔天空！"

晚上老王也不敢熬夜了，以前晚上8、9点边吃菜、边呡两口白酒，边看电视剧，现在也成"历史"了。老王一家把晚饭时间提前到了6点，吃过晚饭后就赶紧刷牙，以免再吃东西。9点半，老王就按时上床休息了，睡觉前也不看特别喜欢的科幻片了。第二天早上8点，老王就跟着老李，到小区的街心公园锻炼起了身体，老哥俩打完太极拳，又和同在锻炼的老人们聊几句，然后有说有笑地走回家……

有空的时候，老王还跟着老李一道去参加冠心病的健康讲座，在讲座上，老王也学习了不少防治冠心病的专业知识，他总是认真地记录下来，回家后还拿出来好好复习，与自己现有的生活习惯作比照，随时做改进。

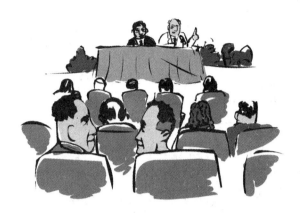

坚持果然换来了好结果,一段时间后,老王的症状开始缓和了,胸闷、气短的症状也渐渐消失了,而且本来经常心慌的感觉也没有了,整个人气色越来越好。女儿的婚礼上,老王还一口气为女儿唱了 5 分钟的祝福歌,并且一点也没觉得不舒服。

不过,老王再也没有大意,因为他已经接受过教训了,他现在每天都坚持锻炼、坚持清淡饮食、坚持药物治疗,还坚持定期到医院去复查,医生每次都高兴地告知老王,他的病情越来越稳定了。"您要是早就这样做,大概就不用放两次支架了,不过您现在注意起来还来得及。"

老王和老李,仿佛又回到了生病以前的状况。而且心情更加开朗、豁达了。他们两个人常常合作,在小区的晚会上表演节目,老李拉起二胡,老王就韵味十足地唱起来……

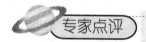
专家点评

药物搭桥,冠心病患者新希望

日常生活中,经常能看到有些老年人到医院做各项检查,一旦检查结果与标准指标有所出入就忧心忡忡,惶惶不可终日。关注身体健康

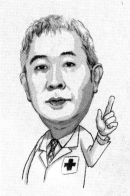

复旦大学附属华山医院
范维琥教授

是必要的,但也无须过度紧张。老年人身体各方面都有所退化,这是自然规律,是不可逆转的,"返老还童"是不可能的。所以,不要强求身体的各项指标都和年轻人一样。加之机器显示出的数据是机械死板的,而人的体质各有差异,因此,老年人对一般的身体衰退不必过于担忧,只要注意保养,并不会影响健康生活。

就像前面举过的例子:心脏如同一个杯子,患了心肌梗死就如同杯子上出现了一道裂缝,修补后,如果好好保护,杯子照样能正常使用。相反,一个崭新的杯子,如果一时大意跌破、弄碎了,即使刚才还那么漂亮,那么光洁,但就不能再用了。老年人的身体退化是正常的生理变化,只要注意日常养护,就能像俗语说的那样"带病延年"。

冠心病并不可怕,只要能正确地对待,在保持健康的生活方式、平和心态、合理饮食的基础上,坚持长期合理的用药,一定能够战胜冠心病。

目前,医药界提出治疗冠心病的新方向:治疗性血管新生的问题,即通过某些药物的治疗增加功能性的冠状动脉分支或侧支循环,达到恢复缺血心肌血液供应,改善患者症状和预后的目的,也可以形象地称它为"药物促进人体的自身搭桥"。血管新生能帮助机体建立有效的侧支循环,从根本上缓解心肌缺血症状,改善病情。

血管新生的过程是这样的:在心肌缺血或心肌梗死的早期,一方面毛细血管密度会增加,另一方面坏死的心肌细胞释放一系列促进血管生成的因子,最终形成正常的小动脉。新生的小动脉在已经阻塞或狭窄的冠状动脉周围,组成新的旁路循环,通过这两条途径,就可改善心肌的缺血状态。

研究发现,麝香保心丸有较明显的促血管生成活性功能,能促进

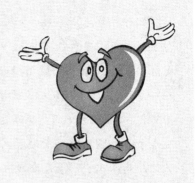

微血管内皮细胞增殖并形成管腔结构，增加心肌血管面密度，它促血管生成的机制与其能使内皮细胞表达并释放促血管生长因子有关。每天3次，每次2粒，长期服用麝香保心丸，能促进血管的新生，促进人体的"自身搭桥"，从根本上治疗冠心病。

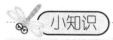 小知识

第一个药物搭桥的中成药

麝香保心丸是在宋代名方"苏合香丸"的基础上用中西医结合的方法进一步研发的新一代药物。麝香保心丸长期以来作为一种治疗冠心病的有效药物，临床上已得到广泛应用。对缓解心绞痛症状、治疗心肌缺血效果显著，并能提高冠心病患者的生活质量，减少心血管危险事件的发生。

戴瑞鸿、范维琥等复旦大学附属华山医院心血管专家领导的科研组针对麝香保心丸促进治疗性血管新生进行了系列研究，基础研究发现麝香保心丸具有明显的促进治疗性血管新生作用；临床研究提示长期服用麝香保心丸，可明显改善缺血心肌血液供应，降低心绞痛的发生率，显著减少心肌梗死等心血管危险事件的发生。华山医院关于麝香保心丸促进治疗性血管新生的研究荣获首届中国中西医结合学会科学技术奖，这是当年唯一一个药物研究的获奖项目。

麝香保心丸提高心肌梗死后患者的长期生存率

每天3次，每次2粒，长期服用麝香保心丸，能够有效保护血管内皮，抑制动脉粥样硬化，预防和治疗冠心病，提高患者的生存率及生活质量。

一项回顾性临床研究显示：从630例患者中选择56例发生心肌梗死后由于经济或心理原因不愿或拒绝进行冠脉介入治疗或冠脉搭桥手术的患者，其中28例长期服用麝香保心丸组，平均随访6.69年，生存率为96%，明显高于常规治疗对照组（生存率为86%）。治疗组在防治心绞痛发作、心肌梗死再发、心功能改善、生活质量提高、提高生存率方面明显优于临时服用或不长期服用麝香保心丸的对照组。麝香保心丸没有类似西药的耐药性，长期服用不影响急救疗效，安全性高，适合长期服用。

防治冠心病的首选良药

迅速扩张冠状动脉，改善心肌缺血，快速治标

冠心病发作时用麝香保心丸2~4粒舌下含服，它可以通过舌下血管快速吸收，迅速扩展冠状动脉，改善心肌缺血，缓解胸闷、心绞痛症状。同硝酸酯类药物相比，麝香保心丸疗效相近，但不良反应极小，不存在耐药性。

有效保护血管内皮，抑制动脉硬化，长服治本

大量的基础研究发现，每天3次，每次2粒，连续服用麝香保心丸3个月以上，能够减轻高脂血症对动脉血管的损害，有效保护血管内皮，抑制动脉粥样硬化，稳定动脉粥样硬化斑块，从而有效预防和治疗冠心病，显著减少胸痛的发作。

"心脏自身搭桥"，从根本上治疗冠心病

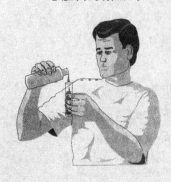

研究发现，麝香保心丸具有较明显的促血管生成活性，能促进微血管内皮细胞增殖并形成管腔结构，增加心肌血管面密度。所有的研究均证实，长期服用麝香保心丸，能促进血管的新生，促进人体心脏"自身搭桥"，从而改善心肌缺血状况，从根本上治疗冠心病。

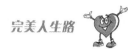

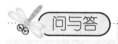 问与答

如何知道药物已经起到搭桥作用呢?

仪器的检查方法是正电子发射型计算机断层显像(PET),现在大部分三甲医院都可以做,费用在每次 4 000～7 000 元。一般建议在服用前做 1 次,连续服用 6 个月后再做。

比较方便而且直观的方法是观察患者的症状是否得到改善,胸闷发生率是否减少,心电图缺血情况是否改善。这些指标比较简单,也能较直观地体现治疗效果。

高血压、糖尿病患者能否服用麝香保心丸?

高血压、糖尿病本身并不可怕,但由此引起的并发症——冠心病却是致命的,麝香保心丸能够保护血管内皮,抑制动脉粥样硬化的形成,可以预防高血压、糖尿病的严重并发症——冠心病。

同时,麝香保心丸能协同高血压药一起治疗高血压,它含有的人参成分能改善 2 型糖尿病的胰岛素敏感度,降低血压。

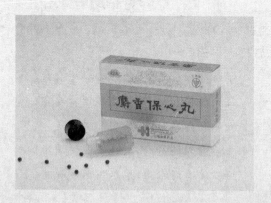

高血压、糖尿病患者能服用麝香保心丸,在天气变冷时服用 3 个月的麝香保心丸更能预防冠心病心绞痛的发生。

冠心病重在早防早治

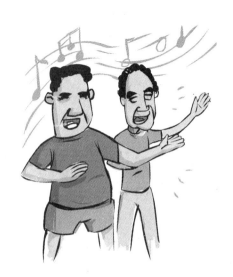

最近,老王通过老同事介绍,知道了区里有个"冠心病健康志愿者俱乐部",规模挺大,病友们经常在一起交流防治心得,还举行一些有益身心的活动。老王赶紧叫上"老大哥",两人一起参加了这个健康志愿者俱乐部。在俱乐部里,老王不仅吸收别人防治冠心病的经验,还经常把自己这几年来的患病经历和种种波折现身说法,告诫病友们,冠心病在生活中一定要注意防治,每次讲完自己的故事,老王都深有感触地加上一句,"好心,才能有好人生!"

后来,老王和老李还将两人的患病体会融合起来,编了一首《好心歌》,在健康俱乐部里很快传唱开来——

早防早治最重要,治疗心病才有效。

每天睡早和起早,油腻烈酒莫要贪。

救命药丸准时服,麝香保心真是妙。

心情开朗还舒畅,大病也能变没了。

好心才有好人生,乐乐呵呵度晚年。

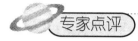
专家点评

冠心病重在预防

随着社会物质生活富裕与老龄化趋势加速，作为"人类第一杀手"的冠心病在我国的发病率也越来越高了。著名心脏病学泰斗吴英恺院士晚年悟出了一个道理："预防重于治疗"。他作为一个心脏病治疗学专家，将热情聚焦于冠心病流行病学调查与预防研究，他认为"治疗1个患者，常常是10个人解决1个人的问题，而预防疾病则是1个人可以使千人甚至万人受益"。

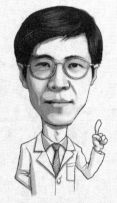

华中科技大学附属
协和医院　廖玉华教授

对于冠心病患者来说，预防更是重于治疗。

根据当今治疗学进展认识，冠心病与脑卒中基本集中的焦点是保护体内最大系统，就是血管内皮细胞完整，防止动脉硬化，当内皮细胞完整性受到损伤时，也就开始了动脉粥样硬化的过程。心脑血管疾病治疗必须从源头着手，保护血管是防治的核心。

临床研究发现，麝香保心丸除了能扩张冠状动脉，增加血供，快速缓解胸闷、胸痛症状，长期服用还能保护血管内皮细胞，抑制血管内膜的增生，防止动脉粥样硬化的进一步发展，从而达到减轻、延缓心肌缺血发生发展、减少心血管危险事件发生的目的。另一方面，长服麝香保心丸还有促进缺血心肌处血管新生，实现"药物搭桥"的作用，从根本上改善心肌缺血。

除有效的药物治疗外，戒烟限酒、适当的运动及合理的饮食也是极为重要的。调整好心态，建立战胜疾病的信念能让你拥有一个健康的体魄。

治病求本

治病求本，首见于《黄帝内经·素问·阴阳应象大论》的"治病必求于本"。告诫医者在错综复杂的临床表现中,要探求疾病的根本原因,针对疾病根本原因,确定正确的治本方法。这是几千年来中医临床辨证论治一直遵循着的基本准则。

"标"与"本",是中医治疗疾病时用以分析各种病证的矛盾,分清主次,解决主要矛盾的治疗理论。病因为本,症状是标;"标"即现象,"本"即本质。

冠心病的中医病机有虚(本)、实(标)两方面:实为寒凝、气滞、血瘀、痰阻、痹遏胸阳,阻滞心脉,是"标";虚为心脾肝肾亏虚,心脉失养,是"本"。本病的治疗原则:急则治其标,缓则治其本。

急则治其标:指"标"病危急,若不及时治疗,会危及患者生命,或影响本病的治疗。如心绞痛发作时,首先要缓解胸闷、胸痛症状,治其"标",可以用芳香温通、活血化瘀的药物,如麝香保心丸、速效救心丸、复方丹参滴丸等。

缓则治其本:指"标"病不甚急的情况下,采取治本的原则,即针对主要病因、病症进行治疗,以解除病的根本。如冠心病平时症状不明显,没有胸闷、胸痛发作时就应该用温阳补气、益气药物治其"本",如麝香保心丸。

在疾病缓解期,不能常服活血化瘀、行气止痛类药物,因为久用会耗散患者气血,对病情不利。

标本同治:指"标"病"本"病同时俱急,在时间与条件上皆不宜单治标或单治本,只能采取同治之法。麝香保心丸芳香温通、益气强心,是标本兼治的良药。

常用麝香保心丸,减少危险事件

冠心病的预防中,药物的早期预防及干预是防治的一个重点,其中,麝香保心丸作为治疗冠心病的经典用药,因其疗效显著、安全性高,受到越来越多的医师和患者的信赖。

临床研究发现,麝香保心丸除了能扩张冠状动脉,增加血供,快速缓解胸闷、胸痛症状,长期服用还能保护血管内皮细胞,抑制血管内膜的增生,防止动脉粥样硬化的进一步发展,从而达到减轻、延缓心肌缺血发生发展、减少心血管危险事件发生的目的。

急性冠脉综合征早期应用麝香保心丸能有效减少心脑血管危险事件的发生。患者在常规治疗基础上坚持服用1年后发现,麝香保心丸组心绞痛症状得到明显改善,症状改善率及心电图改善率明显优于常规用药对照组;麝香保心丸治疗组随访1年中复发性心绞痛、非致死性心肌梗死、心力衰竭、须做经皮腔内冠脉成形术/冠脉旁路移植术、须再住院治疗的病例比对照组明显减少。

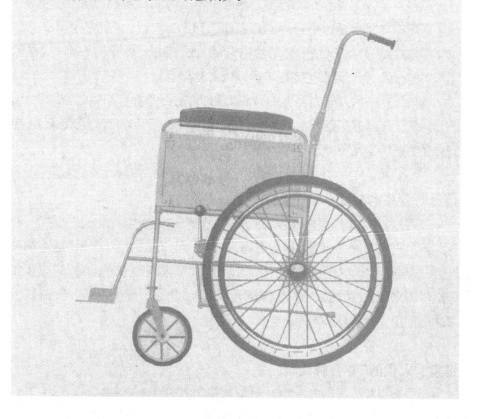

小药丸，大梦想

一粒直径只有 2.85 mm 的小药丸，却成为 5 000 多万人的选择……

从研发至今的四十多年间，麝香保心丸不仅帮助众多冠心病患者创造了战胜病魔的神话，而且也在不断缔造着属于自己的神话。它汲取着我国中医文化的博大精深，从宋代名方"苏合香丸"脱胎而来；它又凝聚了新一代医药工作者的心血，当之无愧地成为中药现代化的典范。

回首这粒小药丸诞生至今的点点滴滴，它始终牵扯着跨越时空的三方。它是医药工作者的辛勤汗水与不懈追求，它是中医文化的延伸与传承，它更是众多患者心中保驾护航的保险带。

前世与今生的梦想

被喻为"人类健康第一杀手"的心血管疾病已成为世界第一致死原因，而冠心病又是其中最主要的一种心脏病。源于对生命的珍视，源于对病患的关心，我国医药工作者怀揣着寻找、研制成治疗心肌梗死药物的心愿，开始了一段逐梦的旅程，而麝香保心丸研发的起点，可以说是从他们打开我国医药宝库大门的那一个瞬间开始的。

前世：宋代的"苏合香丸"

引领着研发人员走进一片新天地的，是中医理论中的芳香温通法。

我国古人认为，猝发心痛的病因是寒凝心脉所致，然而人体的气血在经脉中流行，遇寒则凝滞，遇热则流通。芳香温通之剂，可以温经散寒、芳香透窍，故有迅速温寒止痛之作用。

芳香温通法的代表药方，则是宋代的"苏合香丸"，它不但是芳香开窍、温通心脉的解痛剂，用于寒凝血瘀之症效果较好，而且在临床已被广泛应用于

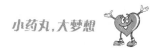
各种症状的心绞痛,有效率可达 90% 左右。

找到了！就是它！

古为今用,造福病患。宋代的"苏合香丸",在千年后,正孕育着救死扶伤的新希望。

转生：有感于日本"救心丸"

虽然"苏合香丸"治疗冠心病确有奇效,但是研发人员很快发现了它的弊病：价格昂贵、药丸偏大,患者服用极不方便⋯⋯

1974 年起,保心丸的主要研发人,复旦大学附属华山医院的戴瑞鸿教授,萌生了独辟蹊径、改进"苏合香丸"的想法,他和同仁们经过反复筛选,只留下苏合香脂、冰片、麝香三味中药,又加入了人参、蟾酥、肉桂、牛黄。这就是最早期的保心丸——苏心丸。

在麝香保心丸定型的过程中,国外的医药成果在无意间也成为一枚催化剂。原来,20 世纪 70 年代末,来自日本的"救心丸"从香港开始登陆内地。因其对心绞痛有显著疗效,传媒更是把价格昂贵的"救心丸"称为"救命丹"。

触动当时医药界的是,救心丸的成分也是中药,是以龙脑、熊胆、珍珠、犀角为主,也有麝香,有芳香开窍、行气止痛的作用,不过价格很高,一些冠心病患者为了治病,还不惜代价托人到香港购买"救命丹"。

为什么我们不能有自己的救心丸？

上海的医药界开始行动起来。

很快,一个医疗、科研、生产三结合的攻关协作小组成立了。上海中药制药一厂根据苏心丸配方,结合以往开发的冠心苏合丸、苏冰滴丸的经验,大胆创新,进行了微粒丸的试制。戴瑞鸿教授和他的团队则一面继续临床应用,一面加紧对这 7 味中药进行动物实验和科学测定。在多方攻关的基础上,终于,一种直径只有 2.85 mm 的微粒药丸于 1981 年诞生了,这就是如今我们耳熟能详的麝香保心丸。

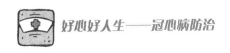

今生：百姓的"救命药"

不论是古代的苏合香丸，还是邻国的救心丸，麝香保心丸都比他们多不少优势。它不仅价格较低，而且药丸极小。

此外，麝香保心丸组方极为合理，它寒温并用，以温为主；通补兼施，以补为辅。以温为主，可以治疗"寒凝"的实症，能够迅速温寒止痛，缓解胸闷、心绞痛症状；以补为辅，又针对冠心病的本虚，能补虚固本。长期服用可以有效减少胸闷、心绞痛的发作。

麝香保心丸展现了中医药治疗冠心病的无穷魅力，不仅疗效显著，而且安全性高，不良反应小，不会产生耐药性，具有西药无法替代的优越性。

不如看这样一个例子：1981 年，209 例冠心病心绞痛患者服用麝香保心丸与日本救心丸随机双盲对照研究显示，两者疗效相仿，但是麝香保心丸的不良反应更小，价格则只有日本救心丸的 1/10。

如今，麝香保心丸已经被列为全国中医院急救必备药，被当作冠心病患者的"救命药"，正式进入了国家药典。

自己与自己赛跑

制药，是不断赛跑。在麝香保心丸诞生之初，它是在与冠心病魔赛跑，是和同类产品赛跑。而如今，它的步伐并未减慢，它的跑道更宽，但它的赛程也前所未有的艰难。将来，更重要的是，如何与自己赛跑。

急救效果获肯定

麝香保心丸在上市初期，主要通过对缓解心绞痛症状、改善心肌缺血性心电图表现、减少硝酸甘油消耗量等临床指标进行验证，被证实对于缓解心绞痛的快速疗效显著。随后的研究显示，麝香保心丸具有快速扩张冠状动脉、改善心肌缺血的作用。

因此，麝香保心丸成了家喻户晓的"救命药"，冠心病患者的必备药。但一些冠心病患者非常认可其急救疗效，往往心绞痛不发作就不吃，或者担心长期服用影响急救疗效，其实这种想法是错误的。

二级预防的主角

其实，作为人类健康的"杀手"之一，冠心病不单单在病发时需要及时用药治疗，在平时预防控制上，病患们也需要更多地注意。

进入 21 世纪，麝香保心丸也逐步紧跟国际心脏病研究方向，开始促进治疗性血管新生的研究。随着对冠心病致病因素探索的深入，以及麝香保心丸一系列药理作用研究的逐步开展，医学家开始重新认识麝香保心丸。而它也渐渐展露出更大的潜力和功效。

对于已患有冠心病的患者来说，他们需要更好地控制其发展，防止并发症的发生，减少由于疾病进展而引起的致残、死亡等严重后果，这就是冠心病重要的二级预防。而在二级预防中，对已经发生动脉粥样硬化的动脉进行保护尤为重要。

再来看麝香保心丸。在研发人员的进一步研究中，大家收获到了意外的惊喜。保心丸颗粒虽小，但是它能直接舒张动脉血管，能减轻高脂血症对动脉壁特别是内皮的损害，它还能减少心肌梗死的范围。如果冠心病患者连续服用麝香保心丸 2 周，可以预防心绞痛的发作。如果日常服用麝香保心丸，并在体内保持较低的浓度，则可以缓解血管痉挛、保护血管内皮、抑制动脉粥样硬化，起到保护血管、预防心绞痛发生的作用。长期规则地使用麝香保心丸，就能起到事半功倍的效果。

大量临床病理分析显示，长期使用麝香保心丸的患者，发生猝死、心肌梗死、死亡、需要做手术或者住院治疗的比例明显减少。在大量、长期的临床使用的考验下，麝香保心丸的药物安全性得到了毋庸置疑的验证。因为麝香保心丸不同于硝酸酯类药物，长期应用不会产生耐药性和依赖性。这在冠心病的二级预防中，是众多病患的福音。

未雨绸缪，预防永远胜于治疗。

让中药融入世界

此时的麝香保心丸，已经站在了一条崭新的起跑线上。当初诞生麝香保心丸的上海中药制药一厂，已经发展成如今的上海和黄药业有限公司，小小药丸又开始承载起"和黄人"，甚至是整个中药界新的期望：让中药融入世界！

很久以来，中国的中药行业就有一个"中药全球化"的梦想，但一直不得其门而入。如今,这种局面可能会因为一家涉足中药领域不久的公司而有所改观。

这家公司是李嘉诚先生旗下的和记黄埔(中国)有限公司,虽然涉足中药领域只有短短十余年,但已经在这个领域投入了巨资,而且每一次出手都是大手笔。有业内人士称,李嘉诚要为所有中国人圆一个"中药全球梦"。

2001年,李嘉诚投资组建上海和黄药业有限公司,十余年来,上海和黄药业有限公司一直在为致力于将中药推向世界而勤奋工作。在现代化的化学药品和祖国的中医药之间,后者拥有众多优点,也承载了普通百姓浓厚的感情。但是,中药在世界上的发展仍有进一步提升空间:

"和黄药业"在寻求新的突破口。麝香保心丸的经验告诉他们,在将传统行业推向世界时,需要颠覆性思路,"中学为体,西学为用",创造自己的标准、自己的模式。而麝香保心丸,就是"和黄人"寻找的突破口。

在"和黄药业"的组织下,麝香保心丸在全国多家医院进行了深入的药理基础研究和临床循证医学研究,诸多的最新研究在多家核心期刊发表……

2004年起,"和黄药业"联合中华中医药学会,针对全国范围的心脏内科医生,开展了中医药防治心血管疾病研究新进展的医学再教育项目……

点滴努力,终有收获。麝香保心丸不仅成为众多冠心病患者喜爱的药品,也被推举为中药现代化的典范。

几十年来看着保心丸"成长"的戴瑞鸿教授深有感触地说:"宋代苏合香丸的主要作用在'脉',而现代医学研究则侧重于血管壁的作用和保护,从冠心病的基本病理方面进行治疗,临床取得了明显疗效。"他由此提出:传统化、现代化、规范化是中药现代化的发展方向。

中华心血管病学会主任委员高润霖院士对中西医结合在冠心病中的临床与基础研究也给予了充分的肯定:"麝香保心丸医药现代化的研究思路非常统一,也让人深受启发。传统中药确实是一个宝库,而中医药现代化是一项非常艰巨的工作,同时也是非常值得关注的工作。"

在这粒小药丸身上,我们看到了祖国伟大的中医药文化,在新世纪的美好前景。

麝香保心丸临床应用示例

迅速缓解胸闷、心绞痛

冠心病是冠状动脉粥样硬化后血管产生痉挛性收缩,出现胸闷、心悸、心绞痛发作,临床上常以"不通则痛,通则不痛"来描述心绞痛发作过程。麝香保心丸在心绞痛急性发作时,可以用2～4粒舌下含化,在1～5分钟的最短时间内缓解心绞痛急性发作,它完全可以与硝酸甘油、硝酸异山梨酯相比拟。麝香保心丸含服后起效快,不良反应少,不出现面部潮红,头部无搏动性跳痛,亦无明显禁忌证。

——摘自《中华临床医学杂志》2004年第3期

与硝酸异山梨酯联合用药提高疗效

麝香保心丸缓解心绞痛症状的总有效率为90%,硝酸异山梨酯为76%。我们曾对86例老年冠心病心绞痛的患者,用中西医结合的联合用药方法治疗,用麝香保心丸,每天3次,每次2粒,口服或舌下含化,并和硝酸异山梨酯联合运用,每天3次,每次5 mg,口服,历时3个月,结果总有效率为97%,说明联合用药疗效更好。

——摘自《国际心血管杂志》2004年6月

减少心绞痛发作

210例冠心病心绞痛患者随机分为麝香保心丸治疗组(110例)和硝酸异山梨酯对照组(100例)。两组在年龄、心绞痛分型、合并病变及心功能分级分布均相仿,前者给予麝香保心丸每次2粒,每天3次口服;后者给予硝酸异山梨酯每次 5～10 mg,每天 3 次口服,经 2 周治疗,二药均可显著降低心绞痛发作频率和硝酸甘油日耗量,并显著改善心电图 ST 压低总和改变。但结合症状疗效、心电图疗效和不良反应,则是麝香保心丸明显优于硝酸异山梨酯。

——摘自《中国中西医结合杂志》1996 年第 12 期

治疗颈动脉硬化

大量临床与流行病学研究已证实颈动脉硬化与心脑血管疾病有着密切的关系,超声检查颈动脉是有效的检测方法之一。

62 例颈动脉硬化患者,随机分为麝香保心丸治疗组(32 例)和阿司匹林对照组(30 例),治疗组每次 2 粒,每天 3 次口服麝香保心丸;对照组每日 50 mg 口服阿司匹林,两组连续用药 1 年。期间停用其他抗动脉粥样硬化及对血脂血液流变学有影响的药物。结果显示,麝香保心丸组患者颈动脉内膜-中层厚度显著变薄,血清总胆固醇、甘油三酯、低密度脂蛋白胆固醇显著下降;阿司匹林组对颈动脉、血脂治疗前后无显著性差异;两组患者的血液流变学均有明显改善。

——摘自《中成药》2004 年第 26 卷

显著减少心血管事件

153 例不稳定型心绞痛患者,平均年龄 50 岁,在常规治疗的基础上,一组加用麝香保心丸每天 3 次,每次 2 粒,连续服用一年以上,结果发现,麝香保心丸组不仅显著改善心绞痛症状(总有效率 88.3%),还改善心绞痛的缺血性心电图表现(总有效率 57.4%),明显高出对照组(64.5% 与 39.4%),而且在 1 年的随访中,麝香保心丸组的复发性心绞痛、非致死性心肌梗死、心力衰竭、需做经皮腔内冠脉成形术/冠脉旁路移植术(PTCA/CABG)、需再住院治疗的病例明显少于对照组。在其他指标方面,麝香保心丸组能降低血小板聚集,明显改善心血管功能。

——摘自《中西医结合心脑血管病杂志》2003 年第 4 期

逆转左心室肥厚

冠心病伴左心室肥厚的患者,随着左心室肥厚程度的发展,猝死、心肌梗死、心律失常、心力衰竭等发生率均明显增高,因此逆转左心室肥厚日益受到大家的关注。

我们对 106 例冠心病伴左心室肥厚的患者用麝香保心丸,每日 3 次,每次 2 粒,3 个月疗程治疗,与硝酸异山梨酯,每日 3 次,每次 10 mg,3 个月疗程治疗比较,结果发现麝香保心丸组左心室后壁厚度、室间隔厚度、左室重量指数等指标较治疗前明显降低,证实麝香保心丸对冠心病左心室肥厚有确切的逆转作用。

——摘自《上海医药》1997 年第 11 期

治疗心肌梗死

目前每 100 个心肌梗死患者中,就有 40～45 人因来不及抢救死在入院前;在医院内当时抢救成功的,有大约 14 人会在 1 周内死亡;逃过心肌梗死这一关的患者,常常于 10～15 年后再发生慢性心衰。

我们对医院内抢救成功的 218 例心肌梗死患者进行随访,在常规治疗的基础上,一组加用麝香保心丸每天 3 次,每次 2 粒,连续服用。一年随访结果发现,麝香保心丸组心肌梗死患者 1 年内的总病死率为 5%,对照组 1 年内的总病死率为 13%;麝香保心丸组的恶性心律失常的发生率从治疗前的 44% 下降到治疗后的 12%。心肌梗死后患者长期服用麝香保心丸能明显改善心功能,降低恶性心律失常的发生率,大大提高心肌梗死患者的生活和生命质量。

——摘自《上海医药》1997 年第 8 期

长期服用提高生存率

56 例心肌梗死后患者随机分成两组,麝香保心丸治疗组 28 例及常规治疗组 28 例,麝香保心丸组在常规治疗的基础上加服麝香保心丸,每次 2 粒,每天 3 次口服,平均随访 6.69 年后发现,麝香保心丸组生存率比常规治疗组增加 10.7%。

30 例冠心病介入治疗后长期应用麝香保心丸,全部患者能有效缓解心绞痛的急性发作,明显减少心绞痛或胸闷、气急症状的复发,甚至起到预防发作的作用,明显改善心功能,提高生活质量。

——摘自《中成药》2004 年第 26 卷

改善血脂、血黏度

160 例冠心病心绞痛患者随机分为麝香保心丸治疗组(80 例),单硝酸异山梨酯对照组(80 例)。治疗组给予麝香保心丸每次 2 粒,每天 3 次口服,30 天为一个疗程;对照组给予单硝酸异山梨酯每次 1 片(每片 20 mg),每天 3 次口服,30 天为一个疗程。结果发现,麝香保心丸治疗前后有显著性差异,能降低血黏度,改善血脂,麝香保心丸对正常水平的血脂、血黏度无明显降低作用,但它有升高高密度脂蛋白的作用。而对照组无显著性差异。

——摘自《中国实用内科杂志》2002 年第 8 期

高血压治疗中协同降压

许多原发性高血压患者,单服降压药物效果不很理想。在原来服用降压药的基础上加服麝香保心丸,每天 3 次,每次 2 粒,2 个月为一个疗程,在 27 例原发性高血压患者中总有效率为 92.6%,而且高血压的主要症状(如头胀、头痛、胸闷)明显好转。麝香保心丸在与降压药联用时,具有一定的降压作用,对高血压合并心脏疾病的患者更为适宜。

麝香保心丸无明显不良反应,可以长期服用,对提高原发性高血压病的治疗疗效具有积极意义。

——摘自《上海医药》1996 年第 8 期

保护心脏、脑血管、肾脏

对 58 岁以下,平均每日服 1 次麝香保心丸,持续 7 年以上患者调查发现,53 例长期使用麝香保心丸的患者,心脏、脑血管、肾脏完好率分别比用其他药物没有用麝香保心丸的患者高 26.8%、8.5%、20.6%,说明麝香保心丸对心脏、脑血管、肾脏有非常好的保护作用。

——摘自《中成药》2004 年第 26 卷

治疗偏头痛

偏头痛多属内伤头痛,由气血失调所致,而麝香保心丸有芳香开窍、活血化瘀的功效,可用于偏头痛的治疗。一组 1 008 例偏头痛患者,男性 398 例、女性 610 例,平均年龄 36±7 岁,服用麝香保心丸每次 2 粒,每日 3 次治疗,疗程 1～2 月。结果发现,治疗后偏头痛发作频率明显减少,其中 850 例血小板聚集率由治疗前的 71%±8% 降低至 63%±7%,患者未发生明显不良反应,提示麝香保心丸可作为治疗偏头痛的一种选择药物。

——摘自《上海医药》1996 年第 12 期

治疗急性脑梗死

选择 90 例急性脑梗死患者随机分为 2 组,麝香保心丸加常规药物治疗组(治疗组)45 例和常规药物治疗组(对照组)45 例。观察 2 组治疗前后有效率、治疗前后神经功能缺损评分及脑血流变化。结果发现,治疗组总有效率为 86.7%,明显优于对照组的 73.3%(P<0.05)。得出结论:麝香保心丸治疗急性脑梗死可明显提高临床疗效,改善心脑血流量,且用药是安全的。

——摘自《中成药》2004 年第 26 卷

改善 2 型糖尿病患者血管内皮功能

111 例 2 型糖尿病合并心绞痛患者,经 2 周导入期后,按随机数字表分为麝香保心丸组 56 例,缓释单硝酸异山梨酯组 55 例,治疗期 6 个月。记录心绞痛的发作次数和硝酸甘油的应用情况,观察两组治疗前后肱动脉超声检测血管内皮功能的变化。结果发现,麝香保心丸能改善 2 型糖尿病合并心绞痛患者的血管内皮功能。

——《中国中西医结合杂志》2004 年第 24 卷

麝香保心丸入选国家中药保密品种

上海和黄药业有限公司独家生产的麝香保心丸,日前被国家科学技术部和国家保密局批准为国家中药保密品种[证书编号:MMJS2005YY048(X)],麝香保心丸的处方及生产工艺被认定为国家秘密技术,这也意味着麝香保心

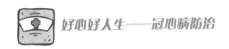

丸的处方和生产工艺受到国家最高保护,据悉,这是近年来上海地区唯——
个入选国家中药保密品种的中成药。

据了解,我国中药研究成果存在的保护形式主要包括:国家保密处方保护、商标保护、行政保护(如中药品种保护)以及专利保护等,其中国家保密处方为目前国内最高保护等级,仅极少数疗效卓越、工艺独特的产品能入选国家中药保密品种。

——摘自《新民晚报》2006 年 10 月 22 日

附　录

老李养生指南

(1) **早睡早起**　应早睡早起,避免熬夜,临睡前不宜看紧张、恐怖的小说和电视。

(2) **平和心态**　精神紧张、情绪波动可诱发心绞痛。应忌暴怒、惊恐、过度思虑以及过喜。养成养花、养鱼等良好习惯以怡情养性,调节自己的情绪。

(3) **合理饮食**　过量进食油腻、高脂肪、高糖类的食物,会促进动脉血管壁的胆固醇的沉积,加速动脉硬化,故饮食宜清淡,多食易消化的食物,要有足够的蔬菜和水果,少食多餐,晚餐量要少,肥胖患者应控制摄食量,以减轻心脏负担。

(4) **戒烟限酒**　吸烟是造成心肌梗死、脑卒中的重要因素,应绝对戒烟。少量饮啤酒、黄酒、葡萄酒等低度酒可促进血脉流通,气血调和。烈性酒在禁忌之列。不宜喝浓茶、咖啡。

(5) **劳逸结合**　应避免过重体力劳动或突然用力,不宜劳累过度。走路、上楼梯、骑车宜慢,否则会引起心率加快,血压增高,诱发心绞痛。饱餐后不宜运动。寒冷会使血管收缩,减少心肌供血而产生疼痛,应注意保暖。性生活时处于高度兴奋状态,血液循环加快,全身需血量增加,而冠状动脉供血则相对不足,极易发生心绞痛或心肌梗死,故应严格节制。在心肌梗死完全恢复后,房事宜控制在每月1～2次。

(6) **适度锻炼**　运动应根据各人的身体条件、兴趣爱好选择,如打太极拳、乒乓球、健身操、练功十八法等。量力而行,使全身气血流通,减轻心脏负担。

(7) **积极治疗**　坚持必要的药物治疗,对能加重冠心病病情的疾病如高血压、糖尿病、高脂血症等都必须服药加以控制。平时坚持服用麝香保心丸,每天3次,每次2粒,以减少或避免冠心病心绞痛的发生。

健康检查项目及临床意义

		检查项目	检查意义
临床物理检查	一般健康检查	身高、体重、体重指数、询问病史、测量血压、心肺听诊、腹部触诊、甲状腺、乳腺、淋巴结、脊柱、四肢关节、耳、鼻、咽部等	通过物理学方法检查相关脏器的基本情况,寻找疾病有关线索,初步排除常见疾病
	肛诊	直肠指检	主要用于筛选直肠、肛管肿瘤
	视功能	裸眼视力、矫正视力、色觉	有无屈光不正(如近视、远视等)、色觉异常
	眼底	了解眼底基本情况、眼底数码摄影	用于筛查各种眼底疾病、早期眼底疾病筛检
	听力	纯音测听	了解有无听力损失
	间接喉镜	了解喉部情况	筛查喉部肿瘤、声带运动情况
	鼻咽镜	了解鼻咽部情况	主要用于筛查鼻咽部肿瘤
	妇科	外阴、阴道、宫颈、子宫、盆腔、宫颈癌细胞检测	通过内诊、宫颈刮片等检查方法,排除妇科常见的阴道炎、宫颈炎以及妇科肿瘤等疾病
临检	红外线乳透	以红外线检测技术了解乳腺情况	辅助诊断双侧乳腺包块性质、筛查乳腺癌
	血常规	全血细胞分析18项指标	了解有无感染、贫血、凝血功能障碍等疾病
	尿常规	尿10项、尿沉渣镜检	尿道有无感染,有无尿蛋白、尿糖
	粪常规	隐血试验(金标法)	了解消化道有无隐性出血、筛查大肠癌等病变

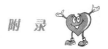

（续表）

		检查项目		检查意义
临检	心电图	了解心肌电活动		诊断心律失常的最佳手段，对冠心病及其他心脏病也有提示诊断的作用
	胸透或胸片	心、肺、纵隔		了解心脏、双肺、纵隔情况，有无肿瘤、结核等
	血型	血型		血型鉴定
		幽门螺旋杆菌抗体（HPAD）		胃内有无幽门螺旋杆菌感染
	肝功能	谷丙转氨酶、谷草转氨酶、总蛋白、白蛋白、总胆红素、直接胆红素、碱性磷酸酶、谷氨酰转肽酶		了解肝脏功能情况，是否有肝功能损害、肠道梗阻等
血生化	血糖	空腹血糖（GLU）、餐后血糖		了解血糖情况，诊断糖尿病
	肾功能	尿素氮、尿酸、肌酐		提示肾脏的代谢、排泄功能情况是否正常
	血脂	甘油三酯、总胆固醇、高密度脂蛋白、低密度脂蛋白		用于血脂代谢评价、动脉粥样硬化性疾病危险性预测和营养学评价
	甲状腺	游离三碘甲状腺原氨酸（T3）游离甲状腺素（T4）促甲状腺激素（TSH）		甲状腺功能检查
血免疫	防癌检查	甲胎蛋白（AFP）		肝癌早期筛选检查
		癌胚抗原（CEA）		消化道肿瘤早期筛选检查
		前列腺特异性抗原（PSA）		肿瘤标志物，筛检前列腺癌
		CA125		肿瘤标志物，主要用于筛检卵巢癌
		CA19－9		肿瘤标志物，主要用于筛检胰腺癌、胆管癌等
		CA153		肿瘤标志物，用于乳腺癌的辅助诊断及治疗监测

（续表）

		检查项目	检查意义
血免疫	乙肝检查	乙肝五项（两对半）	了解是否有过乙肝病毒感染，评价目前状态
	血流变	全血黏度、血浆黏度等 12 项指标	可以提示血液黏滞性是否正常，如果血液黏性增高，血栓形成的危险性增高
	丙肝检查	丙型肝炎抗体（抗 HCV）	了解丙肝病毒感染情况
超声检查	腹部	肝、胆、胰、脾、双肾	了解腹腔各脏器的大小、结构是否正常，有无结石、炎症、肿物等病变
	妇科	子宫、附件（腔内）	了解子宫、附件有无肿瘤、囊肿等疾病
	颈动脉	了解颈部大血管情况（彩色）	有无颈动脉硬化、斑块形成、管腔狭窄、痉挛
	甲状腺	甲状腺	诊断甲状腺有无肿物、结节、肿大、炎症
	乳腺	双侧乳腺	诊断乳腺有无增生、肿物、结节、囊肿、腺癌
	前列腺	前列腺（内腔）	诊断前列腺有无增大、肿瘤、囊肿、腺癌
	超薄细胞检测	液基薄层细胞检测（TCT）	男性泌尿系统肿瘤筛查
			女性宫颈癌筛查
其他	骨密度检测	了解机体骨矿物质含量	诊断骨质减少、骨质疏松、预测骨折危险性
	细胞形态镜下检测	血液中多种细胞成分形态学分析	亚健康状态全面评估，面对面健康指导
	体质测试	体成分测定、心肺功能、肺活量等	了解身体体质状况
	心理测试	人格测试、情绪自评等	心理健康状况测评

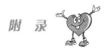

（续表）

		检查项目	检查意义
其他	加选项目	梅毒血清特异性抗体	筛查梅毒螺旋体感染情况
		艾滋病病毒抗体	初筛艾滋病病毒感染情况
		女性激素	了解女性体内雌激素分泌量改变情况
		颈椎正侧位、双斜位片	了解有无骨质增生、排除颈椎病
		腰椎正位、侧位片	了解有无骨质增生、脊柱侧变，椎间隙狭窄等异常
		头部、胸部、腹部 CT 检查	主要辅助检查各种占位性病变（如癌变）

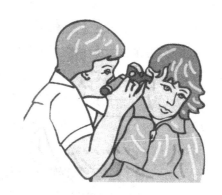

跋

中华民族瑰宝　创新中药典范

2001 年盛夏，上海医药界欢欣鼓舞，喜迎盛事：和记黄埔（中国）有限公司进军中药产业，与上海市药材有限公司合资建立上海和黄药业有限公司。

"和记黄埔"董事局主席李嘉诚先生作为知名爱国人士，一直有很深的中药全球化情结，期望能为自己，也为全体中国人，圆一个"中药全球梦"。上海和黄药业有限公司作为李嘉诚先生的首家中药公司，奠定了和记黄埔立足传统中药的战略基础，也是李嘉诚先生圆梦的开始。某位业界人士获悉"和黄药业"成立的消息后，曾感叹地说："中药全球化的梦想将因'和黄'的实力，而变得一切皆有可能。"而鲜为人知的是，促成这桩"美事"的主要基石之一就是被誉为"中华民族之瑰宝，创新中药之典范"的麝香保心丸。我幸逢其盛，深知麝香保心丸承载了李先生的重望和"和黄药业"的梦想。

麝香保心丸，这粒神奇药丸，源自宋代著名方书《太平惠民和剂局方》[①] 上的苏合香丸。自宋代以降，苏合香丸一直是历代岐黄圣手"治卒心痛"的首选良药。20 世纪 70 年代，复旦大学附属华山医院心内科终身教授、博士生导师、美国心脏病学院院士戴瑞鸿先生运用传统中医理论精髓，创新使用现代研究手段，在苏合香丸的基础上，经过反复的动物实验和临床研究，历经近 10 余年的艰辛，终于开发出麝香保心丸。自 1981 年问世后，麝香保心丸便获得医生和患者的声声赞誉，以及不胜枚举的荣誉称号：国家保密品种、中药保护品种、中国中药名牌产品、首届中国中西医结合学会科学技术奖、全国医药卫生科技成果优秀奖、连续 10 年"上海市名牌产品"……

为了延续麝香保心丸的传奇，上海和黄药业有限公司甫一成立，便不遗余力地投入资金，成立和黄科研基金，开展对麝香保心丸的动物实验研究、临

---

① 《太平惠民和剂局方》，宋太医局编。初刊于 1078 年，是宋代太医局所属药局的一种成药处方配本，最早曾名《太医局方》，共收载处方 788 种，均系民间常用的有效中药剂。该书是我国最早的制剂规范和世界上最早由国家颁布的成药典，前后经历了约 140 多年的修纂，通过诸家之手校订，具有较高的学术价值、历史价值和实用价值。

床有效性评估、心血管事件及安全性评估等研究。功夫不负有心人，历时多年的基础研究、临床实践表明，麝香保心丸不仅可以扩张冠状动脉，迅速缓解胸闷、胸痛等心绞痛症状，还可长期服用，保护血管内皮，促进血管新生，降低冠心病患者心血管事件发生率，改善急性心肌梗死的预后，从而全面提高冠心病患者的生活质量。

目前，麝香保心丸的临床实践之广，基础研究之深，令中药界各位同仁称道不已。麝香保心丸面市 30 多年，使用患者已逾 5 000 万，300 多篇专业研究文献发表，特别是近年来促进治疗性血管新生的系列研究就相继发表在《中国中西医结合杂志》《中成药》、美国权威杂志 Life Science(《生命科学》)等国内外学术期刊上。一位终身从事中西医结合研究的老前辈动情地说："假如每一种中成药，都能有麝香保心丸这样的科研成果，中西医结合事业一定能够阔步前进。"

光阴荏苒，上海和黄药业有限公司已走过 5 个年头，我们在追求企业发展的同时，不忘社会责任，积极投身于社会公益活动，在全国首家推出医药工商企业质量互监机制，参加家庭过期药品回收机制，建立健康教育俱乐部。我们的发展与进步，离不开社会各界的鼎力支持。在此，我谨代表上海和黄药业有限公司，衷心感谢所有关心和支持"和黄药业"发展的朋友。

万里之行，始于足下。我们的逐日之旅虽然迈出坚实的第一步，但中药全球化、现代化之路并非坦途，我们将会继续努力，风雨兼程，奋力拼搏，回馈社会。

最后，祝愿以麝香保心丸为代表的创新中药早日走出国门，香飘万里，造福五洲。祝愿冠心病患者早日康复，身体健康，好心好人生！

周俊杰

上海和黄药业有限公司董事　总经理

2006 年 6 月 6 日